编委会名单

主　编：黄　薇

副主编：张士靖　梁　刚　周永康　张良海

编　委：侯胜超　曾　可　周　曦　李　娜　吴　嵩
　　　　吴梦佳　李　艳　熊　冰　李宇斐

区域卫生信息化
理论与实践

QUYU WEISHENG XINXIHUA
LILUN YU SHIJIAN

黄　薇 ◎ 主编

张士靖　梁　刚　周永康　张良海 ◎ 副主编

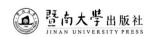

暨南大学出版社

JINAN UNIVERSITY PRESS

中国·广州

图书在版编目（CIP）数据

区域卫生信息化理论与实践／黄薇主编；张士靖，梁刚，周永康，张良海副主编. —广州：暨南大学出版社，2016.6
ISBN 978 - 7 - 5668 - 1766 - 2

Ⅰ.①区… Ⅱ.①黄…②张…③梁…④周…⑤张… Ⅲ.①卫生工作—区域规划—信息化—研究—中国 Ⅳ.①R199.2 - 39

中国版本图书馆 CIP 数据核字（2016）第 042094 号

区域卫生信息化理论与实践
QUYU WEISHENG XINXIHUA LILUN YU SHIJIAN

主编：黄薇

....

出 版 人：徐义雄
策划编辑：潘江曼 马昭雯
责任编辑：潘江曼 崔思远
责任校对：李林达
责任印制：汤慧君 周一丹

出版发行：暨南大学出版社（510630）
电 话：总编室（8620）85221601
营销部（8620）85225284 85228291 85228292（邮购）
传 真：（8620）85221583（办公室） 85223774（营销部）
网 址：http：//www. jnupress. com http：//press. jnu. edu. cn
排 版：广州良弓广告有限公司
印 刷：深圳市新联美术印刷有限公司
开 本：787mm×960mm 1/16
印 张：13.75
字 数：278 千
版 次：2016 年 6 月第 1 版
印 次：2016 年 6 月第 1 次
定 价：33.80 元

目 录

前　言

卫生信息化是我国实施信息化战略的重要组成部分。我国的卫生信息化建设经历了从无到有，从局部到全局，从医院向其他业务领域不断渗透的过程。不可避免地，卫生信息化建设随之也出现了机构内部信息系统的"信息孤岛"和机构之间"信息烟囱"的现象。区域规划的引进、"共享医疗"的需求，促使我国区域卫生信息化开始破冰之旅，开始逐步探索如何建立以区域为范畴，涵盖社区卫生、大中型医院乃至各种公共卫生服务的共享架构。区域卫生信息化的建设与发展在改善医疗资源分配不均，控制医疗费用上涨，提高医疗质量，提高公共卫生防疫水平，促进教学和科研等方面都具有重要意义。区域卫生信息化不仅是社会发展的必然趋势，也是医疗卫生信息化建设向纵深发展的必然趋势。这是一种全新的卫生信息化建设模式，且已被许多发达国家作为卫生信息化发展的重要战略方向。我国在卫生事业发展"十二五"规划中进一步明确了要加强区域信息平台建设，推动医疗卫生信息资源共享，逐步实现医疗服务、公共卫生、医疗保障、药品供应保障和综合管理等应用系统信息相互联通。2013 年，国家卫生与计划生育委员会发布《关于加快推进人口健康信息化建设的指导意见》，将计生体系纳入卫生信息化建设中，进一步扩展为区域人口健康信息化建设。

本书系统地阐述了区域卫生信息化的基本理论和具体方法，包括区域卫生信息化的概念、建设的背景和意义、国内外建设情况，重点阐述了区域卫生信息化的建设目标、建设原则、需求分析、基本架构、主要功能、主要内容以及技术实现方法，从风险分析、安全原则与安全等级保护制度、安全保护体系建设三方面阐述了区域卫生信息化安全的实现途径，介绍了云计算、大数据、物联网、移动互联网、智慧医疗等新技术和新概念在区域卫生信息化中的应用和发展前景，并详细讨论了区域卫生信息化组织实施的具体步骤和做法。

本书在区域卫生信息化的理论探讨之外，提供了一个城市建设区域卫生信息化的实际案例和一些可供借鉴的做法，包括市级区域卫生信息化集成体系建设探索、新型农村合作医疗管理信息系统市级平台建设、新型农村合作医疗 GIS 系统建设。本书力求做到理论联系实际，为我国城市区域卫生信息化建设提供集中建设模式的理论依据和可借鉴的建设方案。

由于编者理论水平与实践经验的局限性，以及编撰的水平有限，本书难免存在疏漏之处，敬请同行们批评指正，期待与大家的交流和讨论。

编者

2015 年 12 月

第一章 概　述

第一节　区域卫生信息化的建设背景及意义

一、区域卫生信息化的建设背景

（一）信息化的产生

人类社会已经进入了信息时代。信息技术的发展，不仅提高了人们的工作效率和生活水平，而且改变了人们的生产和生活方式。20世纪60年代，日本学者首先提出了"信息化"的概念，随后这一概念被译成英文传播到西方。20世纪70年代后期，西方社会开始普遍使用"信息社会"和"信息化"的概念。关于信息化的表述，我国学术界和政府内部进行过较长时间的研讨。1997年，首届全国信息化工作会议将信息化和国家信息化定义为："信息化是指培育、发展以智能化工具为代表的新的生产力，并使之造福于社会的历史过程。国家信息化就是在国家的统一规划和组织下，在农业、工业、科学技术、国防及社会生活各个方面应用现代信息技术，深入开发并广泛利用信息资源，加速实现国家现代化的进程。"在《2006—2020年国家信息化发展战略》中，党中央、国务院将信息化工作提升到我国现代化建设全局的战略高度，明确提出：信息化是全面建设小康社会、构建社会主义和谐社会和建设创新型国家的迫切需要和必然选择。

（二）卫生信息化的发展

卫生信息化是我国实施信息化战略的重要组成部分。卫生信息化是指卫生系统中的各类组织（如卫生行政部门，医疗机构，疾病预防和控制机构，卫生监督执法机构，妇幼保健机构，城市和农村社区卫生服务机构，药品、卫生材料生产、供销及管理机构，医学科研及教育机构）利用现代网络和计算机技术对卫生信息及数据进行收集、整理、存储、使用、提供服务，并对卫生领域和信息活动和各种要素（包括信息、人、技术与设备等）进行合理组织与控制，以实现信息及相关资源的合理配置，从而满足卫生行业信息服务与管理的需求。我国的卫生信息化建设经历了从无到有，从局部到全局，从医院向其他业务领域不断渗透的过程。21世纪前，卫生信息化主要是将医院财务管理、收费管理、药品管理等业务管理模式计算机化。21世纪后，依托计算机网络技术，卫生信息化加快了业务领域的信息系统建设，如公共卫生、卫生监督、妇幼保健、新型农村合作医疗等的信息系统建设。在医院，信息化建设的重点转移到临床信息系统建设，如逐步推广 HIS、PACS、RIS、LIS 等临床信息系统，但各个机构封闭式的信息化模式使得人民群众的医疗保健行为被分割为互不相关的几个部分。例如，当一个患者从甲医院转诊到乙医院，前者的检查、诊断、治疗信息不能传递到后者，而必须进行新一轮的重复检查、诊断和治疗。当前，我国医疗卫生信息仍然存在机构内部信息系统的"信息孤岛"现象。

（三）区域卫生信息化的提出

20 世纪 80 年代中后期，世界卫生组织和世界银行向我国介绍并推荐了"区域卫生规划"这一卫生管理和发展模式。随后，前卫生部利用世界银行贷款在浙江省金华市、江西省九江市和陕西省宝鸡市这三个地级市进行了"综合性区域卫生发展项目"的试点。1997 年和 1998 年，前卫生部确定青海省湟中县、民和县为世界银行贷款"加强中国农村贫困地区基本卫生服务项目"的试点县，完成了地区卫生资源规划。1997 年我国颁布了《中共中央、国务院关于卫生改革与发展的决定》，1999 年又颁布了《关于开展区域卫生规划工作的指导意见》。经过近几年的努力，我国各省、直辖市、自治区均制定了"区域卫生资源配置标准"，200 多个地级市制订了"区域卫生规划方案"。同时，在医疗卫生服务过程中，大家迫切希望通过建立适用共享的卫生信息系统，使医疗服务人员在任何时间、地点都能及时获取必要的信息，以便提供高质量的医疗服务；使公共卫生工作者能全面掌握人群健康信息，做好疾病预防、控制和健康促进工作；使居民能掌握和获取自己完整的健康资料，参与健康管理，享受持续、跨地区、跨机构的医疗卫生服务；使卫生管理者能动态掌握卫生服务资源信息，实现科学管理和决策，从而达到有效控制医疗费用不合理增长、减少医疗差错、提高医疗与服务质量的目的。

区域规划的引进、共享医疗的需求，促使我国区域卫生信息化开始"破冰之旅"。探索如何建立以区域为范畴，涵盖社区卫生、大中型医院乃至各种公共卫生服务的共享架构，成为新的课题。为了实现这一目标，需要建立以居民健康档案为核心的区域信息共享平台作为支撑。通过区域卫生信息平台，将分散在不同机构的健康数据整合为一个逻辑完整的信息整体，满足与其相关的各种机构和人员的需要。这是一种全新的卫生信息化建设模式，世界上许多发达国家已将这种模式作为卫生信息化发展的重要战略方向。

20 世纪 90 年代末以来，美国、英国、日本、加拿大、澳大利亚等一些国家先后开展了国家级以及地方级的区域卫生信息化建设。通过卫生信息共享来提高医疗服务效率、提高医疗服务质量、提高医疗服务可及性、降低医疗成本及医疗风险的作用已得到充分验证，并被公认为未来卫生信息化建设的发展方向。新医疗改革方案把建立实用共享的医药卫生信息系统列为"八大支柱"之一，卫生信息化被提到前所未有的高度。卫生事业发展"十二五"规划中进一步明确了要加强区域信息平台建设，推动医疗卫生信息资源共享，逐步实现医疗服务、公共卫生、医疗保障、药品供应保障和综合管理等应用系统信息的相互联通。2013年，国家卫生计生委员会（简称"国家卫计委"）发布《关于加快推进人口健康信息化建设的指导意见》，将计生体系纳入卫生信息化建设中，并进一步扩展为区域人口健康信息化建设。

前国家卫生部制定的《全国卫生信息化发展规划纲要（2003 2010 年)》中明确提出："围绕国家卫生信息化建设目标选择信息化基础较好的地区，开展以地（市）县（区）范围为单元的区域卫生信息化建设试点和研究工作，建立区域卫生信息化示范区。至 2006 年，拟建立 5~8 个区域卫生信息化示范区，实现区域内各卫生系统信息网上交换、区域内医疗卫生信息集中存储与管理，资源共享的卫生信息化区域，总结经验后，逐步推广。"2008 年 7 月，前国家卫生部统计信息中心开展了"基于健康档案的区域卫生信息平台方案征集"，正式拉开了我国区域卫生信息化建设的序幕。

前国家卫生部陆续发布了《基于健康档案的区域卫生信息平台建设技术解决方案》《基于健康档案的区域卫生信息平台建设指南（试行)》《基于健康档案的区域卫生信息平台建设技术解决方案（试行)》《电子病历、基本架构与数据标准征求意见稿》《健康档案基本架构与数据标准（试行)》等，为即将开展的各地区区域卫生信息系统建设提供业务和技术标准，让区域建设有据可依、少走弯路，高质高效地完成区域卫生信息系统的建设工作。

二、区域卫生信息化建设的意义

在深化医疗卫生事业改革的关键时期，发展区域卫生信息化是对医疗改革政策的贯彻执行，具有重要的现实意义。

对于各级政府，区域卫生信息化可以提高政府的决策效率和管理水平，提供应急指挥信息支撑系统，达到为人民群众办实事的目的。政府可以整合社会各方资源，加强对公共卫生突发事件的监测和预警，提高对突发事件的反应处理能力。同时，政府还能通过网络加强宏观管理，提高区域内卫生资源的调配能力。

对于疾病预防控制中心，区域卫生信息化可以对区域卫生状况进行有效的评价、公共卫生检测，为公共卫生管理部门提供全面有效的信息；可以加强对疾病与疫情的控制，提高应变能力，提高应对公共卫生突发事件的决策水平。

对于各医疗机构单位，区域卫生信息化可以节省医疗资源，提高医疗水平与工作效率。各级医院、社区卫生服务机构可以利用居民健康信息系统进行医疗、健康信息共享，增大医疗健康资源的利用率；医护人员通过网络查看患者的健康档案、电子病历，可以优化服务质量，提高工作效率。

对于普通居民，区域卫生信息化将患者的资料、检查情况、检验结果、病史和过敏史等医疗信息在一定的区域内共享，有利于病情诊断和治疗，有利于档案的完整，避免重复检查、检验，使患者可以得到更高效、准确、便宜的医疗服务。此外，如果有了居民健康信息系统，居民除了可以通过网络在家里查询自己的健康资料，使用区域内统一的健康卡在各医疗机构便捷地就诊，还能主动了解各医疗、卫生部门提供的健康服务。

对于教学和科研，区域卫生信息化可以使科研和教学的区域变得更广阔，将局部的特色发挥得淋漓尽致，使诊疗的经验得以在更广阔的平台上进行交流，可以有效地促进医疗事业的发展，促进医院之间互相学习、互通有无、互为补充。[①]

总之，区域卫生信息化的建设与发展在改善医疗资源分配不均、控制医疗费用上涨、提高医疗质量、提高公共卫生防疫水平、促进教学和科研等方面都具有重要意义。区域卫生信息化不仅是社会发展的必然趋势，也是医疗卫生信息化建设向纵深发展的必然趋势。无论是医院信息化建设，还是构建个人健康档案等，都应对此报以极大的关注。

第二节　相关概念

一、区域

前卫生部信息化工作领导小组办公室于 2009 年发布了《基于健康档案的区域卫生信息平台建设指南》，界定了适用于我国区域卫生信息化的区域定义：区域是指有独立的财政支撑，完整的医疗卫生体系的行政区划地区。一般来说，区域至少是区、县，也可以是地级市、直辖市，甚至全国、全世界。独立的财政支撑指的是独立的税收和财政预算。这里的区域主要指行政区划中的地区（地级市或副省级城市及直辖市的区）。而街道和乡镇不是"区域"，原因在于街道不具备独立的财政体系，乡镇虽有独立的财政体系，但是不具有完整的疾控、卫监、妇幼等公共卫生机构。

二、区域卫生信息化

目前对区域卫生信息化内涵尚有许多不同的理解，学术界对区域卫生信息化的定义没有形成统一的认识。相对而言，中国医院协会信息管理专业委员会与埃森哲咨询公司的描述较为完整地表达和阐述了区域卫生（医疗）信息化的特征：

---

① 王佐卿，王树山，邱洪斌等．新医改模式下区域卫生信息化建设的探讨［J］．中国医院管理，2010，30（11）：47～48．

"区域卫生信息化是指在一定区域范围内，为医疗服务提供者、卫生管理机构、患者、医疗支付方以及医药产品供应商等机构提供以数字化形式存储、传递卫生行业数据的业务和技术平台，以支持医疗服务、公共卫生以及卫生行政管理的工作过程。"这一点被大多数学者所接受和认可。

三、区域卫生信息平台

区域卫生信息平台，是指连接区域内的医疗卫生机构基本业务信息系统的数据交换和共享平台，是个同系统间进行信息整合的基础和载体。从业务角度看，平台可支撑多种业务，而非仅服务于特定应用层面。其所连接的机构和个人共有三类：第一类是上述描述所指的医疗卫生机构，它们是系统的主体，既是系统中共享信息的提供者，同时又是信息的享用者；第二类是行业的管理机构，可能延伸到公安政法机构、社会医疗保险和商业保险机构、医疗物资配送机构等，它们从系统中获得所需要的信息，是系统中信息的享用者；第三类是居民，他们可以通过网络终端或其他接入系统的工具获得个人医疗和保健信息以及预约挂号等求医信息。

四、电子健康档案

电子健康档案（Electronic Health Record，EHR），也称为电子健康记录。2005 年，美国"医疗卫生信息与管理协会"（Health Information and Management System Society，HIMSS）在其年会上提出 EHR 的概念，指出 EHR 是深度数字化的、关联的个人终生医疗保健记录，从时间跨度上覆盖个人从生到死的整个生命周期，从内容上强调完整的个人健康信息。

ISO/TR20514 2005 中将基本与通用的电子健康记录（Basic - generic EHR）定义为：以计算机可处理的形式存在、关于医疗保健对象健康状况的信息资源库。EHR 的首要目的是支持持续、有效、高质量的医疗集成。其内容包括回顾性的、当前发生的以及将来可以预期的信息。EHR 最重要的特征是信息可以共享、支持跨机构的医疗协同服务。它有一个标准化的或被普遍认可的逻辑信息模型，以及标准化的术语、原型和模板，以实现语义层之间的相互联通。

由此看出，目前国际上的 EHR 是一个宽泛的概念，涵盖全部的个人卫生信息记录。国内外卫生服务体制存在差异，国际上的 EHR 涵盖了目前国内所指电子健康档案和电子病历。电子健康记录在我国不仅包括特指的电子健康档案、电子病历，还包括所有医疗卫生机构为居民开展服务过程中，在卫生信息系统中生成的各类个人的健康状况和卫生服务记录。

五、居民健康卡/一卡通

居民健康卡是由国家卫计委统一规范发行的、面向中国境内常住居民的一种智能卡（Integrated Circuit Card，IC 卡）。居民健康卡的功能和作用是，支持居民医疗卫生服务活动中的身份识别、个人基本健康信息存储、实现跨区域和跨机构就医数据交换以及医疗费用结算等。居民健康卡是基于平台实现卫生计生服务跨机构、跨地域信息共享所必须依赖的个人信息基础载体，是居民提取 EHR 和获取医疗保健服务的"金钥匙"，也是鉴别平台是否真正实现相互联通的试金石。

第三节　国内外区域卫生信息化发展现状

一、国外发展现状

为提高医疗服务质量、提高医疗服务可及性、降低医疗成本、减少医疗风险，美国、英国、加拿大、澳大利亚等经济发达国家先后投入巨资，较早地开展了国家级和地方级的区域卫生信息化建设。

（一）美国

根据 IDC 报告回顾，美国最早的区域卫生信息化探索始于 20 世纪 80 年代末，表现为以社区卫生信息网络（Community Health Information Network，CHIN）为主的区域级卫生信息共享探索。由于当时网络技术不成熟、缺乏支持互操作性的标准、基层医疗机构信息化程度不高、缺乏合理的商业模式以调动医疗机构参与，以及财务上无法支持长期运营等原因，导致该项目最终失败。少数生存下来的项目也为了迎合市场需求，由原来临床信息共享的初衷转变为以处理医疗费用单据结算（clearing house）的电子传输平台。

2004 年，美国总统布什提出建设国家卫生信息网络（National Health Information Network，NHIN）的战略规划，其目的是建立跨区域和医院系统的医疗卫生信息通用存取模式，用以提高治疗的安全性和医疗系统的整体效率，从而最终降低医疗费用。作为建立 NHIN 的基本单元，新设立的美国国家卫生信息技术协调官办公室（Office of the National Coordinator of Health Information Technology，ONC or ONCHIT）提出了建立区域卫生信息组织（Regional Health Information Organization，RHIO）的概念。RHIO 的作用是将特定区域范围内的卫生服务单位（医院、医生诊所、诊断中心等）召集起来并管理、协调成员间的卫生信息共享，以提高地区医疗健康水平。2005 年，NHIN 选择了四家全球领先的信息技术厂商作为总集成商，在四大试点区域分别开发全国卫生信息网络架构原型，研究包括 EHR 在内的多种医疗应用系统之间互通协作能力和业务模型。此时，RHIO 进入了快速发展阶段，截至 2011 年，已建立 300 余个州、区域或地方性的 RHIO。

2009 年，由奥巴马总统提出的《美国复兴与再投资法案》（American Recovery

Reinvestment Act of 2009，ARRA）中的 HITECH 法案进一步加快了健康信息技术的应用，并由 ONC 牵头，联合制订了"联邦健康信息化战略规划（2011—2015年）"。该规划提出了五项战略目标及各阶段的任务。具体的战略目标包括：通过有效使用卫生信息网络（Health Information Technology，HIT）来实现信息技术使用和信息交换的目标；通过应用 HIT 达到改善服务质量、人群健康及降低卫生服务费用支出的目标；激发对 HIT 的信心和信任；通过 HIT 赋予居民改善个人健康、赋予医疗服务供方优化卫生服务系统的能力；实现快速学习和技术进步的目标。阶段一（2011—2012 年）的任务重点包括实现数据采集及共享；阶段二（2013—2014 年）的任务重点包括证明基于 HIT 的卫生系统的改善；阶段三（2015 年及以后）的任务重点包括通过 HIT 转变卫生服务模式及改善人群健康。该五年规划旨在通过 HIT，增强对卫生服务提供及卫生费用支付体系的研究能力、赋予个人健康管理能力、增加信息透明度、提高服务质量和效率，改善人群健康结果。

（二）英国

1998 年，英国在国家医疗服务体系（National Health Service，NHS）中成立了信息管理局（Information Authority，IA），主要负责全国卫生信息化架构、EHR 建设，并为各 NHS 信托机构设定了 EHR 和信息系统建设的目标及标准。2002 年，英国启动了"国家医疗信息化项目"（National Program for IT，NPfIT），旨在统筹规划、统一部署英国国内的卫生信息化项目，在国内建立统一且集中一体化的电子化卫生保健服务记录系统，以覆盖和连接约 30 000 名全科医师诊所及 300 家医疗机构，为医疗专业人士提供安全且经过认证的使用这些记录的途径。此外，患者能通过在线的健康空间（Health Space）服务来获取个人卫生保健服务记录。由于 NPfIT 建设目标之宏伟及规模之庞大，该项目被英国卫生部称为"世界上最大的全民信息化技术项目"。2012 年，NPfIT 终止，卫生联络机构（NHS Connecting for Health，NHS CfH）被取消，卫生和社会保健信息中心（the Health and Social Care Information Centre，HSCIC）成立。英国的卫生信息化建设从原先的统一集中化部署转型为由各区域信托机构自主信息化建设。新成立的 HSCIC 的职责定位：继续维护关键信息架构及系统的运营，包括 Spine、NHS-mail、N3、电子处方服务系统、GP 信息系统、电子预约系统以及电子病历小结系统；提供如下服务，包括病例组合、绩效考核框架（Quality Outcomes Frame-work，QOF）、GPES 以及数据管理服务；帮助各区域最小化 NPfIT 终止所带来的利益损失及最大化建设成效产出；确保合适的信息资产管理方法，保护个人隐私权；促进现有数据挖掘利用；提高数据质量及保障，帮助用户确保数据可靠性；根据技术及临床安全标准，审批当地及全国的 IT 系统；支持委员会发布信息应用标准，支持各地区信息化服务，并通过数据分析利用来促进人群健康改善。

（三）加拿大

加拿大政府于 2001 年投资成立了名为 Infoway 的机构，以推动加拿大的卫生信息化建设。Infoway 作为一个独立的非营利性机构，负责领导全国医疗信息化建设，并在全国建立可交互的电子健康系统。其目的是建立符合国家和政府的政策法规的电子信息系统，提高医疗质量和减少医疗差错；改进患者服务、提高公众健康、降低患者的风险，使公众更容易得到医疗服务；提高医疗卫生机构的效率和效益。Infoway 全部活动都有政府的参与，便于政府的领导和监管。政府通过顶层设计、循序渐进的方式确保电子病历等卫生信息系统的开发与完善，从而实现和加速区域卫生信息资源共享。2002 年，Infoway 得到政府 10 亿美元资金，主要用于建设全国性的 EHR 系统、临床信息系统、公共卫生信息系统和远程医疗系统；建立用户、医疗服务机构的统一识别系统以及基础架构和标准研究等，并计划在 2009 年为 50% 的加拿大人建立电子健康档案，2020 年覆盖到全部人口。2003 年，Infoway 发布了《EHR 解决方案蓝图：互操作的 EHR 框架 1.0 版本》。2006 年，Infoway 发布了《EHR 解决方案蓝图：互操作的 EHR 框架 2.0 版本》。

截至 2012 年年底，Infoway 计划通过和省（市）级或区域政府共同投资的方式，资助了 370 多个项目，具体涉及 EHR、EMR、远程医疗及公共卫生监测系统建设等，并资助了"泛加拿大"项目以支持卫生信息架构及标准建设，推进健康信息共享。目前，已有 97% 的经费经过项目审批，其中，63% 经过审批的经费已用于相关项目投资。

（四）澳大利亚

2002 年，澳大利亚国家电子健康档案工作组推出了一套电子健康档案系统 Medi Connect。为进一步推进信息基础设施建设，又开始实施了 Health Connect 计划。该计划的长期目的是通过标准化的或共享的临床诊疗信息，促进服务质量及安全性的提高、疾病预防以及健康结果改善。根据澳大利亚专家测评，电子健康档案系统投入后每年可创造超过 50 亿澳元的收益，其中约 23.1 亿澳元（21 亿加元）是避免药物不良事件（ADE）所节约的费用。

2005 年，澳大利亚成立了全国 E-Health 管理局（National E-Health Transition Authority，NEHTA），负责全国卫生信息化建设。该机构由澳大利亚政府和各省（市）政府共同提供基金支持，其主要功能是提供基础架构和标准建设以推动 E-Health 计划的进行。

2008 年 9 月 30 日，澳大利亚卫生与老龄部公布了由德勤咨询公司拟定的澳大利亚国家 E-Health 战略。该战略在对当时全国 E-Health 发展现状进行总结的基础上，设定了 E-Health 计划的发展策略、实施路径、资金投入和预期效果，并计划在十年内完成。

澳大利亚省级的区域卫生信息化工作也有很大进展。南澳大利亚州政府通过在主要医院建立以患者为中心的企业级临床信息系统，向医护人员提供患者病史信息访问，改变南澳洲医疗服务系统的信息保存、传递和访问手段，乃至传统的医疗服务模式。该卫生信息共享项目覆盖了其省会城市阿德莱德的八家主要公立医院，这几家医院服务全州75%人口。新南威尔士州、昆士兰州等地都在进行类似的区域卫生信息化的建设工作。除以上各国外，欧洲部分国家、新加坡、日本等国也都在进行类似的区域卫生信息化建设。从国际趋势分析中我们可以看出，在不同医疗体制下、不同的医疗市场环境中，区域卫生信息建设工作都在进行着。这是因为通过卫生信息共享提高医疗服务效率、提高医疗服务质量、提高医疗服务可及性、降低医疗成本，以及降低医疗风险的作用已经得到充分验证，并被公认为未来医疗行业的发展方向。

二、国内发展现状

（一）相关政策

2002年，前国家卫生部制定了《全国卫生信息化发展规划纲要（2003—2010年）》，提出要围绕国家卫生信息化建设目标选择信息化基础较好的地区，开展以地（市）和县（区）范围为单元的区域卫生信息化建设试点和研究工作，建立区域卫生信息化示范区，总结经验后，逐渐推广。福建省厦门市、上海市闸北区等东部沿海城市率先探索，陆续开始建设区域卫生信息平台。根据中共中央、国务院《关于深化医药卫生体制改革的意见》要求，前国家卫生部提出"十二五期间卫生信息化建设总体框架，即3521工程"。2012年，《卫生部　国家中医药管理局关于加强卫生信息化建设的指导意见》提出了我国卫生信息化发展规划——"3521－2工程"，规划指出："十二五"期间，我国将重点建设国家级、省级和区域（地市或县）三级卫生信息平台；加强信息化在公共卫生、医疗服务、新农合、基本药物制度、综合管理五项业务中的深入应用；建设电子健康档案和电子病历两个基础数据库；建设一个医疗卫生信息专用网络；逐步建设信息安全体系和信息标准体系。按照"3521－2工程"规划，在省级层面进行试点，要求建立省级平台，试点若干地市级平台及下属县级平台，在省内建立健康档案和电子病历资源库，通过试点为三级平台建设奠定基础。

2013年12月，国家卫计委和中医药管理局联合发布《关于加快推进人口健康信息化建设的指导意见》，将计生体系纳入卫生信息化中，构建了国家卫生、计生资源整合顶层设计规划——"4631－2工程"[①]，提出合理构建四级信息平

---

① 国家卫生计生委和国家中医药管理局. 关于加快推进人口健康信息化建设的指导意见［EB/OL］.［2013－12－09］. http：//www. nhfpc. gov. cn/guihuaxxs/s10741/201312/09bce5f480e84747 aa130428ca7fc8ad. shtml.

台（国家、省、地市、县），统筹建设六大业务应用系统（公共卫生、计划生育、医疗服务、医疗保障、药品管理、综合管理），统筹建设三大数据库（全员人口信息、电子健康档案和电子病历），加快推进人口健康卡建设与应用，强化信息安全防护体系建设，健全制度和统一标准体系。"4631－2 工程"是"3521－2 工程"的深化和扩展，人口健康信息化是国家信息化建设的重点领域和重要组成部分，是深化医药卫生体制改革的重要内容，关系到既定医改目标的有效实现，计划生育基本国策的有效落实和卫生计生事业的科学发展。[①]

（二）实践情况

随着新医改政策的出台，全国各地的区域卫生信息化项目如雨后春笋般涌现出来。国家相关部门、各地政府、卫生厅/局、医院及下属社区医疗机构、医疗IT 厂商等，均对其表现出极大关注并积极行动起来。目前已有一些比较有代表性的实践。厦门市以标识市民个人身份的电子标签（社会保障卡）为线索，通过网络的相互联通、信息共享互调来实现业务的协同运作（包括面向公众的信息服务平台、面向医疗机构的协同医疗平台、面向社区医疗卫生服务的工作平台、面向妇幼保健的信息服务平台、面向第三方的信息服务平台、面向政府的工作平台），成功建立了"厦门市民健康信息系统"，实现了在一个城市区域内卫生信息资源的共享。[②] 作为卫生部社区服务试点，北京东城区以居民步行 10 分钟可到达社区卫生服务站为标准，将全区 126 个社区整合成为包括 45 个社区卫生服务站、97 个卫生工作室的社区卫生服务体系。到 2010 年，全区社区卫生人员全部持证上岗，每 2 000 至 3 000 名服务人口配备 1 名全科医生和至少 1 名社区护士；每 2 000 名服务人口配备 1 名预防、保健人员，并在全市实现社区卫生服务全覆盖，逐步实现"小病不出社区、大病及时转诊、康复返回社区"的医疗格局。上海闵行区域内签约建档 68.9 万，约占全区居民的 77.6%，50 岁以上的占 49.76%。健康档案信息存储在卡中，此卡既是身份识别卡又是健康档案信息载体。社区实现基本医疗、高血压防治、糖尿病防治、儿童保健、计划免疫、肿瘤防治及筛查等服务。珠海市由卫生局主要领导挂帅，市卫生信息中心具体负责，邀请中国医院协会信息管理专业委员会作为技术指导，完成了《珠海市区域卫生信息化现状调研报告》，制订了《珠海市区域卫生信息战略规划》。此规划以居民健康档案为核心，以健康服务为线索，制定出包含社区、医院、120、血站、疾病预防控制中心（CDC）、卫生监督所、卫生局的全面业务及社保、民政、药监、公安、边检等部门在内的全面区域卫生信息系统内容及架构。

截至 2013 年，全国已经建成 152 个地市级和 372 个县级区域卫生信息平台。

① 国家卫生计生委和中医药管理局. 关于加快推进人口健康信息化建设的指导意见 [EB/OL]. [2013－12－09]. http://www.nhfpc.gov.cn/guihuaxxs/s10742/201312/2519dea9a 4b14318a0736881116275ee.shtml.

② 陈先波，金盾，金新政. 区域卫生信息化建设探究 [J]. 中国卫生质量管理，2011 (3)：10~11.

各地区经过多年的实践探索，逐渐发展出四种主要建设模式：①卫生行政部门主导，以区域平台为核心推动区域一体化的发展模式。②卫生业务部门主导，以具体业务系统为核心推动条线业务信息化的建设模式，开展卫生统计报告系统、电子病案报告系统、计划免疫体检健康档案分拣落地。支持户籍、参保、信息系统和应急指挥系统建设。③以大医院或地区中心医院或大学院校为中心的建设模式，如四川大学华西医院区域内二级医院、社区卫生服务中心联合实施的大型综合医院区域协同医疗示范工程。④以医疗联合体为核心，实现联合体内共享建设模式，如瑞金医院领衔，覆盖上海市原卢湾区 7 家医疗机构的"区域医疗联合体"。然而各地区经济发展和信息化水平不均衡，影响了区域卫生信息化的进程。总体来看，目前的区域信息化还无法从国家级、省级大范围地统一规划展开，只能小范围地试点。经济和信息化水平较高的地区，开展得更加快速和深入，而经济和信息化水平较弱地区则相对困难一些。有的已取得了初步成效，有的还处于探索阶段。

国家卫计委于 2013 年对全国东、中、西部 9 个省份，64 家省级综合管理信息平台和地市、区县级区域卫生信息平台建设情况进行调研。根据调研情况，在一定程度上，可从以下八个方面反映我国区域卫生信息化建设现状。[①]

第一，政策保障方面。超过 80% 的受调查地区已建立了区域卫生信息化领导小组，并建立了各种较为完善的制度。

第二，人才队伍方面。信息专业人员比例较低，数量较少，卫生信息化人才队伍不够稳定。

第三，基础设施方面。平台机房建设大多参照国家标准。地市级和区县级平台接入带宽多数小于 100M，网络建设以卫生专网和租用运营商网络为主。

第四，安全措施建设方面。地市级及区县级平台网络安全措施大部分均配备了防火墙，系统安全措施以双机热备和病毒防杀为主，应用安全措施以权限管理为主。各级平台对于隐私安全的重视程度相对较低。

第五，技术框架方面。各级平台对《WS365 城乡居民健康档案基本数据集》的遵循情况较好；采用国家标准技术服务中，存储、调阅服务最高，协同服务、数据仓库服务建设比例较低；平台数据存储模式中以集中式存储模式居多，分布式、混合式较少；平台数据采集方式中，以批量定时采集方式居多，实时采集较少；平台数据交换形式中，以关系型数据库交换形式居多，文档交换形式较少；平台与异构系统整合方式中，以数据层整合方式最高，业务层整合方式最低；各级平台均提供 Web Service 应用。

第六，业务生产系统建设方面。医疗服务方面以 HIS、LIS、PACS 系统建设居多，部分已探索建设了手术麻醉、临床路径、体检管理等系统；运营管理方面

---

① 孟群主编 . 卫生信息化案例设计与研究 ［M］. 北京：人民卫生出版社，2014.

以药房、药库管理、财务管理、人事管理、设备管理等系统建设居多；公共卫生以传染病、高血压和糖尿病等系统建设居多，部分地区也建立了计划免疫、儿童保健和孕产妇保健、重症精神疾病管理系统等；各地不同程度建设了基本药物管理系统和新农合管理系统。

第七，数据采集方面。50%的区域卫生信息平台已实现跨区域数据采集，采集信息以医疗服务业务居多，公共卫生业务次之，医疗保障业务较少；采集内容以原始明细记录、索引采集较多；采集方式基于平台居多；跨行业数据采集以社保、公安部门信息采集较多；数据质量控制技术保障中以统一数据集接口规范、统一数据集规范为主。

第八，服务应用方面。面向临床医务人员的应用中，健康档案调阅、个人基本信息调阅查询应用比例较高，电子病历调阅、双向转诊服务应用比例居中，重复检查提示、重复检验提示、重复用药提示应用比例较低；面向公共卫生人员的应用中，健康档案调阅与共享、健康档案管理任务提醒、慢性病管理任务提醒应用比例较高；面向管理人员的应用中，卫生资源管理、医疗质量监管、医疗费用监管、医疗机构运营管理应用比例较高；面向居民的应用中，一卡通应用、健康档案自我查询、网上预约挂号等应用比例较高。

第四节　挑战与机遇

一、问题与挑战

虽然我国的区域卫生信息化事业已经取得了一些成果和进展，但目前仍处于探索、研究和试验的阶段，仍需清醒地认识到区域卫生信息化的发展过程中依然存在一些问题和挑战。

（一）筹资不足，渠道单一

在建设过程中，项目建设、硬件更新和长期的系统集成维护，需要稳定可持续的资金保障机制。目前各省投入模式单一，以中央和地方政府专项投入为主，其他投入形式较少，缺乏长期持续的资金保障机制。[①]

（二）数据质量与利用有待进一步提高

我国各地区医疗信息化水平不均衡，各医疗机构所使用的系统存在差异。同一地区的各医疗机构之间存在"信息孤岛"现象，导致了数据来源不一致、统

---

① 宗文红，周洲，刘月星等. 我国"十二五"区域人口健康信息化建设现况及思考 [J]. 中国卫生信息管理杂志，2015（2）：196~201.

计标准不同、统计方法不同，从而影响数据的完整性和一致性。因此，目前大部分地区的区域卫生信息平台数据采集质量参差不齐。接入平台的医疗卫生机构上传数据的及时性、完整性和准确性存在很大的问题。从个案角度看，居民的健康档案不全；从群体角度看，无法为业务管理、科学研究提供支撑。

究其原因，一是医院和社区卫生信息化的发展极不平衡，特别是基层的卫生信息系统发展还很不完善；二是医院对区域卫生信息化没有积极性，医院管理者并不情愿向区域卫生信息平台提供数据，特别是业务、收入和费用等数据。

此外，由于数据采集的范围有限，数据采集的质量较低，卫生行政管理者很难采集综合卫生管理应用产生的数据，更不要说对这些数据进行分析，开展绩效考核。

（三）信息共享利用少

目前区域卫生信息平台向医院提供的应用主要是健康档案调阅。对医院特别是对门诊量较大的医院来说，医生在看门诊时，花在每个患者身上通常仅有几分钟，医生很少有时间主动调阅患者的健康档案，仔细查看其既往病史。此外，目前大部分地区开发的健康档案调阅应用，需要多次点击才能找到相关信息，医生使用不方便，所以也不愿意调阅。[①]。

（四）业务协同服务有待推进

目前基于区域卫生信息平台的业务协同应用还很少。在医疗协同领域，虽然也开发了双向转诊、远程会诊等系统，但由于体制、机制等问题，实际使用率并不高。在公共卫生领域，条线垂直系统仍然是主流，对于目前已有系统的改造意愿不足。例如，市县级医院和社区医疗点隶属于不同的部门，实现信息共享的难度很大。因此，现实情况是区域卫生业务协同和共享机制尚未建立，协同和共享流程无法规范化，真正意义的区域协同无法实现，少数得以实现的协同也仅停留在局部演示或个别业务应用的阶段，设计目标无法实现。要解决好这些问题不仅需要技术，更需要在政府的主导下，研究制定相关激励政策，创新组织管理模式。

（五）信息安全隐患形势严峻

部分区域建立的医疗卫生信息系统在实施资源共享时不能确保个人隐私数据资源的绝对安全。造成信息安全隐患的主要影响因素有：缺乏专业知识与整体网络项目建设经验，造成网络体系安全隐患；网络安全管理体系不健全、缺乏应急与预案；网络安全防范措施不完善，造成物理环境、网络及应用的安全风险；缺

---

① 冯东雷. 全国区域卫生信息化发展过程与趋势［J］. 中国信息界（e 医疗），2014（3）：36～38.

乏有效的网络安全监控管理手段；黑客攻击手段和病毒不断更新；缺乏信息安全管理专业人才等。① 此外，相关的法律制度也没有建立起来，存在一定的法律空白，无法形成有效的法律约束力。

（六）区域卫生信息化人才匮乏

区域卫生信息化建设需要的是复合型人才，要求具备比较丰富的信息科学、医学、卫生管理学的基础知识，充分了解现行的卫生信息系统功能及问题，能够对卫生信息系统结构涉及的硬件、软件、网络等相关问题提供设计维护等解决方案，具备研究、开发、应用卫生信息系统的能力，并具备现代化信息技术研究应用以及拓展的知识和技能。就目前来看，能够满足这些要求的人才相当匮乏，直接制约着系统区域卫生信息化的建设和发展，这是不容忽视的问题。区域卫生信息化建设所需要的复合型人才在引进、编制、晋升、激励等方面的政策也并不完善，同时还缺乏规范的复合型人才培养体系以及职业规划晋升体系。

二、发展机遇

各种问题和挑战的存在并不意味着区域卫生信息化建设停滞或步入困境。相反，在某种程度上，挑战的存在使得各方面对区域卫生信息平台建设的要求更高、希望更大。因此，困境与希望同在，挑战与机遇并存。现阶段，区域卫生信息化建设发展所面临的机遇主要体现在以下几个方面：

（一）新技术带来新机遇

近年来，以云计算、大数据、物联网、移动互联网为代表的新一代信息通信技术与经济社会各领域、各行业的深度融合和跨界融合，成为全球新一轮科技革命和产业变革的核心内容。移动医疗、健康物联网、健康云服务、医疗大数据等新兴概念与技术引起了医疗卫生行业和信息通信行业的普遍关注，并得到越来越广泛的应用，使以这些技术为支撑的智慧医药健康服务成为可能，并催生了过去无法实现的服务。

这些新技术对区域卫生信息平台建设提出了越来越高的要求，以至于在建设的区域卫生信息平台上如果没有引入上述技术就会显得落伍，更不用说其真正的实用价值。② 区域卫生信息平台建设已经从单纯的完成软硬件配置、建立信息中心、实现相互联通、就诊记录和健康档案共享等信息工程向云端高度集成、大数据应用、与医疗卫生管理实践日益紧密结合的方向发展。总而言之，以下几个领

---

① 温海燕，穆卫农，胡华等．区域卫生信息化环境下信息安全策略与实践［J］．中国卫生信息管理杂志，2013（2）：157～162.

② 孙卫．区域卫生信息化建设的挑战与机遇［J］．中国信息界（e医疗），2014（3）：34～36.

域将得到快速发展①：

1. 移动应用

当前移动信息化得到医疗和公共卫生应用开发者的关注，移动应用目前主要应用在护士和医生查房工作中，今后还将在公共卫生、社区卫生和家庭护理几个方面快速发展。特别是在社区居民的自我健康管理和看病就医方面，实现医疗卫生信息采集和应用无处不在这一发展要求，远程医疗和家庭互联应用将进一步得到发展。

2. 智能应用

随着云计算、大数据、物联网、可视化和移动互联技术的发展，可穿戴设备日益普及，数据采集和处理能力快速提高，卫生信息化将快速进入智能化发展渠道，从过去支撑医疗卫生业务处理和过程应用，向智能化决策支持发展。临床决策支持应用将在降低医疗差错、提高临床决策水平方向发挥重要作用。公共卫生智能化信息采集也将进一步提高信息采集快速性和决策科学性。

3. 个性化应用

随着经济发展和社会进步，居民将更加关注健康生活，社交网络的发展为居民获取健康信息，增加患者与卫生专业人员的沟通提供便利，同时，患者参与健康管理也将进一步拓展应用需求。此外，随着基因检测应用的发展，个性化医疗将为个性化应用提供更为广阔的应用和发展空间。

（二）卫生政策全力支持区域卫生信息化的发展

目前中国卫生信息化正处于一个加速发展的时期。新医改将信息技术的应用作为重要任务之一，信息化已经从过去现代化的标志变成了一家医院的基础需要，信息化对业务的支持为流程的优化提供了可能；同时，新医改的推进，对医疗卫生信息化工作的要求也会越来越高。2015 年相继出台的最新政策也为区域卫生信息化事业的深入发展提供了新的动力以及难得的机遇。2015 年 5 月，国务院办公厅印发《关于城市公立医院综合改革试点的指导意见》，其核心内容之一就是加强区域医疗卫生信息平台建设。要求在 2015 年年底前，实现行政区域内所有二级以上公立医院和 80% 以上的基层医疗卫生机构与区域平台对接，60% 的基层医疗卫生机构与上级医院建立远程医疗信息系统。2015 年 7 月，国务院印发《关于积极推进"互联网＋"行动的指导意见》（以下简称《指导意见》），这是推动互联网由消费领域向生产领域拓展，加速提升产业发展水平，增强各行业创新能力，构筑经济社会发展新优势和新动能的重要举措。《指导意见》围绕转型升级任务迫切、融合创新特点明显、人民群众最关心的领域，提出了十一项具体措施，其中要求发展基于互联网的医疗、健康、养老、教育、旅

---

① 孟群. 卫生信息化案例设计与研究［M］. 北京：人民卫生出版社，2014.

游、社会保障等新兴益民服务。由此可以看出，各项相关卫生政策都希望通过信息技术实现医疗卫生服务整个环节中的协同和整合，使患者能够得到最好的医疗服务，解决长久以来看病难、看病贵、看病烦的问题，提高医疗质量、减少医疗差错、降低医疗费用、提高医疗效率。而区域卫生信息化是破解这些问题的有效措施，已经成为进一步深化卫生体制改革等目标的强有力抓手和重要途径。

（三）医院管理决策者越发支持融入区域卫生信息网络

在区域卫生信息化实践中，经常出现区域内各医疗卫生机构不愿将自己的信息系统接入区域平台的情况，他们怕自己的"家底"太透明，怕自己的资源被别人使用，怕数据泄漏造成安全问题等。由于机构的信息系统无法接入，区域卫生信息平台成为了"空中楼阁"。①

然而近年来，许多颇有远见的著名院长开始在不同场合主动倡导把医院信息化建设接入区域卫生信息网络，以实现真正意义的大数据和信息共享。这种远见卓识实际上是通过多年的实践经验和痛苦摸索精炼产生的，是在深厚的医疗管理和信息化建设积淀上的升华，预示着医院主动深层次融入区域卫生信息网络逐渐成为共识。医院管理者有了这样深刻的认识，让我们看到了区域卫生信息平台数据拓展来源和提升质量的新希望。

区域卫生信息化是医疗卫生领域不可或缺的基础设施，是当前新医改工作的重要支撑，是实现我国医疗服务可及化、均等化建设目标的重要手段。我国居民看病难、看病贵的巨大压力，医疗体制改革方案的确定与实施，社区医疗事业的发展，政府提出的人人享有医疗保健的宏伟目标的逐步实现，所有这些都会成为推动我国区域卫生信息化飞速发展的原动力。通过近些年的努力，我国区域卫生信息化建设正在逐步向规范化、标准化和可持续性发展，也必将在方便区域内居民看病就医、保障健康、建设服务型政府、促进区域经济建设与发展等方面发挥越来越重要的作用。

---

① 冯昌琪，甘华平，陈文等．基层卫生信息化建设思考［J］．中国卫生信息管理杂志，2014（2）：149～155.

第二章 区域卫生信息化建设

第一节 建设目标

一、实现区域内医疗机构的信息共享

信息的整合和共享是区域卫生信息化建设的重要目标。实现信息共享和交换的基础是不同医疗卫生机构内部信息系统之间、医疗机构与区域卫生信息平台之间的数据能够相互联通，即不同系统之间的数据能够被正确地传输和理解。人口信息、电子健康档案和电子病历三大数据库相对独立又相互关联，为实现区域内的系统共享，应该确保这三大数据库基本信息的一致性、准确性、完整性，在避免重复采集的基础上，对外授权实现部门信息共享，对内有效提升临床和基础医学科学研究水平，实现信息资源的综合开发利用，提升人口健康战略决策和精细化服务管理水平。[①]

二、实现区域内卫生计生部门的业务协同

区域卫生信息化建设的瓶颈之一，就是卫生行政部门、机构及单位间长期的业务独立、各自为政。因此，实现区域卫生信息化建设的关键是要打破长期以来依照行政关系形成的区域和部门分割的格局，打破不同类型、不同等级医疗卫生单位之间以本单位为中心形成的业务壁垒，打破以往城乡之间因医疗卫生事业发展不均衡造成的信息交互困难的结构，利用区域卫生信息技术平台及其通用数据标准、接口标准以及相关卫生信息服务规范的标准化构件，以网络信息化服务为手段，对有限的卫生资源进行整合，实现区域内外医疗机构间的远程医疗、双向转诊等服务，实现卫生系统与计生系统、妇幼保健系统等的业务联通，实现医疗机构与相关部门的信息采集、传送、存储、共享、交换和协同服务。[②]

三、建立全民健康档案系统

建立全民健康档案系统是区域卫生信息化建设的重点，建立健全的居民健康

---

① 宗文红，张涛，蔡佳慧等. 基于区域卫生信息平台的探索与实践[J]. 中国卫生信息管理杂志，2012（4）：51～55，84.

② 孟群主编. 卫生信息化案例设计与研究［M］. 北京：人民卫生出版社，2014.

档案有助于衡量区域内居民的健康水平，客观评价区域内医疗费用负担以及卫生服务工作的质量和效果。

在时间范围上，以居民个体为中心，围绕从生命的孕育直至生命的终结整个生命周期，建立起个人完整的终生健康档案。内容包含居民个人的基本信息和在整个生命周期中进行的卫生服务活动以及健康干预措施等。在健康状态上，建立包含居民有关健康、疾病、康复等全部信息的动态信息链。在空间范围上，全面健康档案系统应该覆盖家庭、社区、单个医疗卫生机构、一定行政区域以及国家范围，使得每一位居民均可调用其完整的终生健康管理信息。①

四、构建区域卫生信息平台

区域卫生信息平台的构建是区域卫生信息化建设的核心内容，是实现区域内卫生信息共享和交换的基础，也是实现区域内医疗信息资源整合的关键。国家卫计委在2013年提出的《关于加快推进人口健康信息化建设的指导意见》中要求，建设标准统一、融合开放、有机对接、分级管理、安全可靠的国家、省、地市、县四级人口健康信息平台。各级平台的定位不同，在不同区域范围内发挥不同作用。②

第二节　建设原则

一、以人为本原则

基本医疗卫生服务是一项促进居民个人健康的民生工程，人人享有基本医疗卫生服务的关键就是要努力促进基本公共卫生服务均等化。因此，区域卫生信息化建设应该以服务居民为中心，以居民的个人健康需求为导向，结合国家卫生服务水平，提供具有公益性质的信息服务。区域卫生信息化的建设过程中，应该充分利用先进的网络和信息技术，优化医疗业务流程，降低服务成本，提高卫生机构的行政效能和服务质量，简化居民的医疗保健流程，解决居民在健康管理中存在的问题。通过对健康信息进行规范化管理来促进居民健康水平的提高，从而提高社会的公共卫生服务能力。③

二、制度先行，统筹设计原则

为了保证各医疗卫生机构间的信息共享与业务协同，各地区在进行区域卫生

---

① 黄如欣. 区域卫生信息化建设实践 ［M］. 北京：人民卫生出版社，2009.

② 卫生部办公厅关于印发《基于健康档案的区域卫生信息平台建设指南（试行）》的通知［EB/OL］. ［2009 - 06 - 04］. http：//www. moh. gov. cn/mohbgt/s6693/200906/41031. shtml.

③ 黄如欣. 区域卫生信息化建设实践 ［M］. 北京：人民卫生出版社，2009.

信息化建设时，应当按照国家、省、市有关信息化建设的总体部署和要求，结合本区域的卫生系统实际，做好顶层设计，紧密围绕深化医改、完善生育政策和卫生计生政策共同发展，进行信息资源统筹规划，统一建设规范、标准的管理制度，明确各级卫生行政部门、各级各类医疗卫生机构的信息化建设目标和任务，因地制宜，分类指导，分步推进，促进卫生信息化工作协调发展。[①]

三、总体规划，分步实施原则

区域卫生信息化建设是一项规模庞大、过程繁杂的工程，需要进行充分细致的整体规划，确立整体目标，明确需求，制订统一的规划，保证系统建设的各方面目标一致、标准统一、有序衔接。在总体规划的基础上，分阶段分地区逐步实施，由浅入深，全面推进。

四、标准化原则

标准化是信息化建设的基础保障，是信息共享和交换的基本原则。区域卫生信息化建设应在统一标准、统一规范的指导下开展。系统的业务流程、安全体系、相关技术、信息表达和交换、网络协议、软件结构和接口等都必须遵循国际、国家和行业等有关规定。遵照标准化原则进行区域卫生信息化建设，才能实现不同机构间信息的相互交换和操作，才能达到相互联通、资源共享的目的。

五、开放性原则

区域卫生信息平台除了需要与各类卫生医疗机构内的有关信息系统相互联通外，还需要从政府的其他信息系统中获取数据，如公安、社保、计生、民政、教育等政务信息系统。区域卫生信息平台在系统设计时应充分考虑其开放性，满足其与其他政务系统进行双向信息交互的需求。

六、可扩展性原则

随着社会的发展，区域卫生信息化的业务必将扩展，系统的覆盖面也会不断扩大。因此，系统必须能够适应所有医疗卫生机构的业务需要，即该系统既要适用于医院、门诊部、乡镇卫生院、村卫生所，又要适用于社区医疗和社区公共卫生服务中心，还要适用于各类专业的卫生机构（如疾病预防控制机构等）和各类保健机构（如妇幼保健、健康体检、疗养院等），因此要求其具有很好的适用性。同时，系统的建设不仅要满足当前需求，也要有比较好的伸缩性，需要预留足够灵活的数据和功能接口，以便在今后业务量增加以及与更多的业务系统融合时能够提供有力保障。

---

① 孟群主编. 卫生信息化案例设计与研究［M］. 北京：人民卫生出版社，2014.

七、安全性原则

区域卫生信息平台承载着区域内居民的健康档案信息，关系到居民健康以及公共卫生数据的隐私和安全问题，系统信息遭到非法入侵、修改、增加、删除等不明侵害，会对居民、相关组织的合法权益甚至是社会安定造成严重影响和损害，因此，必须把系统的安全和信息保障工作放在重要位置。区域卫生信息平台应具备良好的安全策略、安全手段、安全环境及安全管理措施，在系统故障及遭受恶意攻击时能够进行防护和修复，以保证系统稳定、安全运行。①

八、可靠性原则

区域卫生信息平台应具有较高的数据处理能力，同时在系统设计时必须考虑大规模并发、长期运行条件下的系统可靠性，在设备选择和互联时提供充分的冗余备份，满足各卫生医疗机构 7×24 小时的服务要求，保证区域内各机构单位数据交换和资源共享的需要。

九、技术成熟性原则

区域卫生信息平台的建设，应当采取业界先进的系统架构理念和技术，采用业界先进、成熟、通用的软硬件产品，以适应信息技术的高速发展，保证信息平台业务运行的高效稳定。

十、经济实效性原则

区域卫生信息化建设需要大量的经费投入，建立多渠道投入机制，才能保证项目建设的资金需求。因此，要坚持经济实效原则，注重投入—产出效益，搞好各阶段技术论证，保证经济投入的安全性和目标与效果的实现。②

第三节　需求分析

一、用户需求

区域卫生信息平台的用户对象包括居民个人、基层卫生服务机构、专业卫生服务机构、卫生行政管理机构、医疗保险机构和医药研究、生产机构，这些既是卫生信息的生产者，也是信息的利用者，不同用户对象对平台有不同的需求。③

---

① 范戎. 基于信息化总体架构的区域卫生信息化建设探索［J］. 医学信息学杂志，2015（7）：13～18.
② 陈先波，金盾，金新政. 区域卫生信息化建设探究［J］. 中国卫生质量管理，2011（3）：10～13.
③ 中华人民共和国国家卫生和计划生育委员会. 基于居民健康档案的区域卫生信息平台技术规范［EB/OL］.［2014－06－20］. http://www.nhfpc.gov.cn/zwgkzt/s9497/201406/5c7ae c881f7948f9bd155738084e5cd.shtml.

（一）居民个人

随着健康意识的提高和生活方式的转变，城乡居民迫切需要全方位和全生命周期的健康预防、保健和治疗服务。居民是区域卫生服务的对象，也是区域卫生服务的受益者。获取方便、廉价、优质的医疗服务是居民的根本需要。因此，居民个人的卫生服务需求主要表现在以下几个方面：

1. 方便、廉价的医疗卫生服务

卫生资源的不均等配置，导致大医院人满为患，小医院、社区卫生服务中心闲置；不同医院甚至不同科室之间业务独立、信息不共享，导致居民支付重复用药、检查的费用，造成"看病难，看病贵"等现象普遍。因此，卫生信息化要有能够为居民提供个性化健康管理和卫生保健的手段，通过提高医疗机构的服务质量和服务效率，降低医疗成本，提高居民满意度。通过区域卫生信息平台，优化社区与二、三级大医院、预防保健机构之间的资源配置，采用分级诊疗、业务协同、双向转诊、远程医疗等形式，改变城乡居民的就医观念，从而实现"小病在社区、大病进医院、康复在社区"的目标，使居民就医更方便。[①]

2. 优质的医疗服务

通过完善健康档案系统，实现居民健康信息的多点采集调阅，居民在进行就诊时，可以让诊疗医生查阅自己的健康档案及诊疗信息，使其能够全面快速地了解居民的健康状况并及时作出诊断，避免因重复检查和用药而耽误治疗的最佳时期，简化患者的就诊流程。同时，通过治疗安全警示、药物过敏警示等有效减少医疗事故和医疗行为过失，并可对不必要的检验/检查进行提示，减少医疗支出。[②]

3. 获取完整的健康信息

居民健康档案中收集了居民整个生命周期中的健康信息，居民可以根据个人需要，查询、更新和维护自己的健康资料，追踪自身的健康状况，得到相应的隐私保护，并在区域内的医疗机构中享受便捷的、全方位的疾病诊治、医疗咨询、健康教育、医疗保健等健康服务，从而进行自我医疗管理、制定疾病自我防范策略，增强自身的保健意识。

4. 全面的、个性化的健康管理

通过区域卫生信息平台，为广大居民提供丰富的、主动的、个性化的医疗保健信息服务，包括电话、网络、短信等多种非现场方式进行挂号预约、健康咨询和远程就诊等，也可提供疾病预防、用药、检查等提醒服务，使居民得到更高

---

① 朱明明. 区域卫生信息化需求分析研究［J］. 科教导刊（上旬刊），2013（4）：164～165.
② 高泽发，徐春华，刘红等. 区域卫生信息化平台建设之管见［J］. 医学信息学杂志，2014（7）：2～6.

效、准确、便捷的医疗服务，以满足居民个人的医疗、保健及咨询需要。①

（二）基层卫生服务机构

基层卫生服务机构包括社区卫生服务中心、乡镇卫生院等，主要提供基本医疗和基本公共卫生服务与管理等服务。

社区卫生服务中心需要为社区居民提供预防、保健、健康教育、计划生育、医疗、康复等卫生服务，建立居民的健康档案，通过查询、分析特定时间与特定范围内人群的健康或疾病状况，确定社区的主要卫生问题，最大限度地促进社区居民的健康。

乡镇卫生院主要提供门急诊、常见病的住院治疗、妇幼保健、计划生育、免疫接种、慢性病管理、老年保健、康复、健康教育等农村基层卫生服务。

（三）专业卫生服务机构

专业卫生服务机构包括医院、疾病预防控制机构、妇幼保健机构、急救中心等，主要关注的是如何保证服务质量、提高服务效率，如何加强疾病管理、卫生管理、应急管理、健康教育，以及如何开展个性化、系统化的健康管理服务等方面。

1. 医院

医院需要通过电子健康档案获得患者完整的就诊记录，提高诊疗质量；通过院内医疗信息的共享协同，提高医务人员的医疗水平和工作效率；通过和社区卫生服务中心之间建立的双向转诊、转检机制，降低大型医院的工作负担，优化医疗资源；也可通过大规模病历记录的分析，助力科研和教学。②

2. 疾病预防控制机构

疾病预防控制机构需要实时从各医院、社区卫生服务中心（站）获取疾病个案信息，智能分析出区域群体疫情信息，与医疗机构联网完善传染病的上报流程和模式，提高上报效率和质量，实现传染病、慢性病、精神病等疾病的实时监控和预防报告。

3. 妇幼保健机构

妇幼保健的业务数据分布在医院、社区、围产保健机构，业务工作量大，需建立与其他机构和卫生行政部门的横向网络体系，完成妇幼保健信息与其他信息系统数据的共享与交换，实现妇幼保健业务与医疗业务协同发展。

4. 急救中心

急救中心需要及时、准确地进行社会急救医疗有关信息资料的收集、等级分

---

① 吕海燕，车晓伟，吕红等．区域卫生信息平台研究与实现［J］．自动化技术与应用，2011（6）：17～20.

② 高泽发，徐春华，刘红等．区域卫生信息化平台建设之管见[J]．医学信息学杂志，2014（7）：2～6.

类和归档，完成各类院前急救医疗数据、报表的统计工作，实现急救业务的日常受理、派车、医疗救助及应急事件急救的指挥和调度，以及相应的信息统计。

5. 血液中心

区域内的血液中心需要按照卫生行政部门的要求，在规定范围内开展无偿献血者的招募、血液的采集与制备、临床用血供应以及医疗用血的业务指导等工作。

6. 健康教育机构

健康教育机构需要获得更全面、更准确的疾病分布情况和居民对健康教育的需求信息，有针对性地进行健康教育计划、发布健康教育知识、举办健康教育宣传活动、评价健康教育效果、进行健康知识测试等，提升全区域的健康水平。

（四）卫生行政管理机构

卫生行政管理机构的需求主要集中在提高区域资源共享水平、强化绩效考核、提高监督管理能力、化解疾病风险等方面。[1] 管理部门需要借助区域卫生信息平台，进行疾病预防、医疗费用监测、医疗行为监管、日常医疗卫生情况报表分析和区域内居民健康档案的统计分析，以辅助政府主管部门进行决策管理，提高管理部门的决策水平和效率，提高政府部门应对公共卫生突发事件的应急保障能力，加大对医疗机构行为的监控力度，提升对卫生资源的利用率和调配能力，提高卫生管理水平。[2]

（五）医疗保险机构

医疗保险机构需要从区域卫生信息平台中获取患者的费用明细等数据，通过数据挖掘，将费用与治疗过程联系起来，研究保险政策的制定，减少骗保事件的发生。

（六）医药研究、生产机构

医药研究、生产机构需要在授权、保护隐私和监管的前提下，获得本区域内主要疾病的发病情况和用药记录以及医疗机构的药品、物资及检验标本的配送记录等一手市场数据，对销售策略、产品策略、药品的疗效作出准确的判断。

二、业务需求

（一）医疗卫生服务的需求

医疗卫生服务需要获取跨越不同系统、不同区域的健康信息，在更大范围内

---

① 英特尔（中国）有限公司. 区域卫生信息平台白皮书［R］. 北京：英特尔（中国）有限公司, 2009.
② 冯东雷. 区域卫生信息化这些年［J］. 中国信息界（e医疗）, 2013（10）：16～22.

实现分级诊疗、预约与转诊，以提高卫生资源的利用率；医生需要通过电子健康档案的共享，获得支持诊疗决策所需要的基础信息，以提高医疗服务质量；此外，医生需要全面掌握和了解患者的病史及其健康状况，避免重复的医学检查，节省患者的支出，增加患者满意度。[1]

（二）社区卫生服务的需求

社区卫生机构需要以全科医师为骨干，以家庭为单位，以妇女、儿童、老年人、慢性病患者、残疾人等为重点，建立融合预防、保健、医疗、健康教育、计划生育技术指导和常见病、多发病、诊断明确的慢性病的治疗和康复服务的"六位一体"的社区卫生服务；需要建立社区居民健康档案，追踪居民的健康状况，利用手机预约、短信提示等提供便捷和人性化的社区卫生服务。[2]

（三）公共卫生服务的需求

公共卫生体系由疾病预防控制、急救、妇幼保健、传染病及精神病防治等系统组成。建立区域卫生信息平台，需要连接区域内医疗卫生机构及相关部门的业务信息系统，实现公共卫生突发事件应急、重大疾病防控、食品安全、综合监督和公众健康保障等需求，缩小城乡居民基本公共卫生服务差距，促进基本公共卫生服务均等化，满足人民群众多层次、多样化的医疗卫生服务需求。

（四）综合卫生管理的需求

综合卫生管理部门首先需要获得数据支持，以辅助决策，提高对整体卫生资源的调配力度，合理配置医疗卫生资源；其次，需要利用信息化建设，加强对区域内各系统的监督和管理，才能推动医疗卫生服务体制的深化改革。

第四节　基本架构

根据对各地区域卫生信息化发展目标和需求的分析，基于健康档案的区域卫生信息平台建设应该是在现有医疗卫生机构信息系统的基础上构建一个人口健康信息资源中心，制定统一的标准，有效整合医疗卫生业务应用系统，形成一个相互联通的医疗卫生业务协作网络。平台总体架构如图 2 - 1 所示：

---

① 中华人民共和国国家卫生和计划生育委员会. 基于居民健康档案的区域卫生信息平台技术规范 [EB/OL]. [2014 - 06 - 20]. http://www.nhfpc.gov.cn/zwgkzt/s9497/201406/5c7aec881f7948f9bd1557380 841e5cd.shtml.

② 吕海燕，车晓伟，吕红等. 区域卫生信息平台研究与实现 [J]. 自动化技术与应用，2011 (6)：17~20.

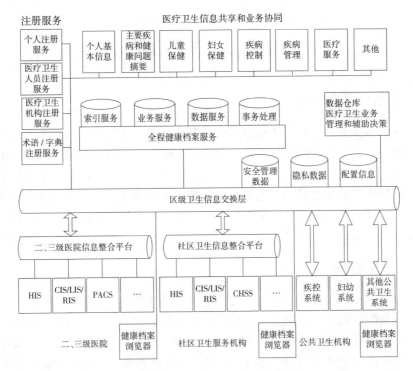

图 2-1　基于健康档案的区域卫生信息平台总体架构图

系统总体架构分为两个层次：区域卫生管理层和辖区卫生机构层。

区域卫生管理层表示区域卫生信息平台的管理中心，在实际应用中可以是一个地市级卫生信息数据中心，也可以是更高一级的数据中心。区域卫生管理层作为服务于卫生医疗区域（如省、市、区、县卫生管理机构）的单一实例而存在，主要服务组件包括注册服务、公共卫生数据服务、医疗数据服务、全程健康档案服务、数据仓库服务（辅助决策）等。

辖区卫生机构层是指在所管辖的区域范围内相关医疗卫生机构（包括三级医院、二级医院、社区卫生服务中心、公共卫生机构等）所有的业务应用系统，这些系统生成、收集、管理和使用区域范围内居民相关的健康数据，包括临床医疗数据、健康档案数据、公共卫生管理数据等。这些系统分布在所有为居民提供医疗卫生机构的服务点，为广大老百姓提供各类健康服务。

区域卫生管理层和辖区卫生机构层之间通过区域卫生信息应用访问层来进行信息交互，以实现健康档案的相互联通，区域卫生信息交换层所提供的服务主要包括两个方面：提供通信总线服务，如消息传输服务、消息路由等；提供应用软件通用的系统管理功能，如安全管理、隐私管理、应用审计等。

第五节　主要功能

一、数据采集服务

数据采集服务是区域卫生信息平台的基本功能，完成接入医疗卫生服务机构的数据采集，汇总区域内居民个人健康的相关信息，是建立区域卫生数据中心的基础。卫生信息化要求卫生机构或者区域卫生系统根据客观信息需求和信息源的特点，遵照一定的采集原则，通过不同的渠道和采集方法，全面采集卫生数据。数据采集的准确性、时效性、完整性、稳定性，将直接影响区域卫生信息化建设的质量。①

（一）数据来源

参考《基于居民健康档案的区域卫生信息平台技术规范》的规定，区域卫生信息平台的数据采集范围包括医疗业务数据和公共卫生业务数据两大类。医疗业务数据主要是指医疗机构在为患者（或保健对象）提供临床诊疗和指导干预过程中产生的各类医疗服务工作记录（统称为业务活动记录）。根据前卫生部《电子病历基本架构与数据标准（试行）》的规定，医疗服务活动中的业务活动记录包括7个业务领域、16类、62项活动。按公共卫生的业务领域划分，公共卫生业务数据包括：妇女保健信息、儿童保健信息、疾病控制信息、疾病管理信息。②

（二）数据采集机制

对于门急诊业务，在患者接受了诊疗服务后，由医院信息系统将相关数据按照标准规范整理汇集后提交给区域卫生信息平台。对于住院业务，患者办理登记入院，接受各种治疗，当办理出院结算或者离院手续时，医院信息系统须汇总全部已产生的诊疗数据。实验室检验报告、医学影像检查报告、门诊手术报告、出院小结等可作为单独的报告上传，不必与诊疗流程中的其他数据汇集。公共卫生数据采集应融入卫生机构的日常业务工作中，随时产生、主动推送，一方采集、多方共享，实现日常卫生服务记录与健康档案之间的动态数据交换和共享，避免成为"死档"，减轻基层卫生人员的负担。

---

① 李兰娟，沈剑锋．区域卫生信息平台建设与利用［M］．北京：科学出版社，2012．

② 中华人民共和国国家卫生和计划生育委员会．基于居民健康档案的区域卫生信息平台技术规范［EB/OL］．［2014－06－20］．http：//www.nhfpc.gov.cn/zwgkzt/s9497/201406/5c7aec881f7948f9bd1557380841e5cd.shtml．

二、以个人为中心的存储服务

在区域卫生信息平台中，针对个人的数据包括：个人注册信息库、临床诊疗信息库、公共卫生信息库、时序档案信息库。个人注册信息库主要是指个人身份信息，可供系统标识个体身份，使相关业务数据与所记录的对象建立对应关系。临床诊疗信息库主要包括患者基本信息、实验室检验报告、医学影像检查报告、医学影像图像文件、住院相关病案、就诊患者的就诊日志信息等。公共卫生信息库是指与居民相关的疾病预防控制、精神卫生、妇幼保健等业务数据。时序档案信息库是指对患者相关信息（包括临床就诊数据、疾病控制与管理数据等）建立的索引信息，此外还根据业务流程或预定义的规范对业务信息进行相关处理。

数据进入数据中心时，根据其所属的信息类别，按照不同的存储模式进行分类存储，形成不同的数据库。同时生成索引信息加入到目录索引库。数据中心提供统一的数据接口标准，相应机构需要按其接口标准进行一定的改造。

三、数据处理服务

数据处理服务是指对区域卫生信息平台的数据进行抽取、清理、转换、集成等过程，通过数据处理将大量分散、杂乱、重复、标准未统一的数据进行整合，提高数据的质量，为进一步的数据挖掘做准备。数据抽取是从不同的数据源中提取需要操作的数据，并进行存储，提高后期数据处理的运行效率。数据清理是通过填写缺失值、光滑噪声数据、识别或删除离群点并解决不一致性来"清理"数据，从而达到标准化格式、清除异常数据、纠正错误、清除重复数据等目的。数据转换是指通过聚类、规约等数理方法，进行不一致数据的转换、数据粒度的转换和一些商务规则的计算，将数据转换成适用于深入分析的形式。

四、个人身份识别服务

为了建立区域范围内各医疗机构业务联动，实现数据共享或业务协同，各医疗机构的居民个人身份识别必须具有统一的身份机制。身份识别服务是区域卫生信息平台建设最基本的任务。区域卫生系统内的居民既包括参保人群，也包括非参保或外来人群，居民个人的身份凭证包括医保卡、社保卡、妇保卡、健康卡等，因此，在区域卫生系统的建设中需要将各条业务线的健康档案进行整合，对居民的多种卡进行关联，建立统一且唯一的身份认证。[①]

五、健康档案索引服务

健康档案索引服务全面掌握区域卫生信息平台所有关于个人的健康信息事

---

① 韩志琰，甄天民，谷景亮等. 基于"3521"工程的区域卫生信息化建设总体设计框架［J］. 中华医学图书情报杂志，2014（3）：19～22.

件，包括居民何时、何地、接受过何种医疗服务，并产生了哪些文档。健康档案索引服务主要记录两类信息：一类是医疗卫生事件信息；另一类是文档目录信息。健康索引记录是个人从出生到死亡全过程中涉及的健康活动信息的索引记录。用户在获得授权的情况下，通过查看健康索引记录，快速二次定位，查阅到健康专项记录资料，了解更为全面、详尽的健康活动信息，迅速了解个体的健康历史，为医生诊疗提供指导，个人也可查阅、了解自身的健康历史。

六、数据交换服务

在区域卫生信息平台中，数据交换服务是一个非常重要的基础功能。平台需要从医疗机构获取各种基础的业务数据，这些数据的获取都是通过平台提供的数据交换服务来完成的。

数据交换服务至少提供以下功能：适配器管理功能、数据封装功能、数据传输功能、数据转换功能、数据路由功能、数据推送功能、数据订阅发布功能和传输监控等。

七、数据调阅服务

区域卫生信息平台从医疗机构中采集数据，并经过一系列处理后存入数据中心。这些过程只涉及数据怎么来、怎么存的问题，还没有解决怎么用的问题，这就要求平台提供相应的数据利用方式。这些数据利用的方式包括：数据调阅、业务协同、辅助决策等，其中业务协同和辅助决策可以看成是在平台加载的应用系统，而数据调阅服务因其通用性和安全性要求被视为区域卫生信息平台的基础性功能。数据调阅服务是为医疗卫生人员提供的一种基于 Web 方式的安全访问健康档案的功能。

健康档案的调阅必须确保安全，任何调阅者需要被赋予权限才能访问卫生领域相关档案，并且所有的调阅行为都需要被记录，包括谁在什么时间点调阅了哪些档案；一个人的健康档案被哪些人、哪些机构在什么时间点调阅过，确保非授权者进不来、拿不走、看不懂、改不了、跑不掉；确保被授权者不可越权，可监督、可审计、可控制。

第六节　主要内容

2014 年 7 月，前卫生部统计信息中心主任孟群在中国卫生信息技术交流大会上指出，国家卫生、计生资源整合顶层设计规划从 2009 年提出的"3521 - 2 工程"正式确定更改为"4631 - 2 工程"，其中，"4"即建立四级卫生信息平台：国家级人口健康管理平台、省级人口健康信息平台、地市级人口健康区域信息平台和区县级人口健康区域信息平台；"6"即在四级平台的基础上建立六大业务应用系统：公共卫生、医疗服务、医疗保障、药品管理、计划生育、综合管理六大业务应用系统；"3"即建设三大基础数据库：电子健康档案数据库、电子病历数据库和全员人口个案数据库；"1"即构建一个融合网络：人口健康统一网络；"2"即完善两个体系建设：信息标准体系和信息安全防护体系。

一、四级卫生信息平台建设

2013 年 11 月 20 日，国家卫计委和国家中医药管理局联合下发的《关于加快推进人口健康信息化建设的指导意见》（以下简称《意见》）中要求各地因地制宜、合理规划，建设标准统一、融合开放、有机对接、分级管理、安全可靠的国家、省、地市、县四级人口健康信息平台。[①]

从平台设计需求来说，国家级（卫生部）人口健康管理平台作为卫生信息化建设的顶层平台，需要支持跨省医疗卫生信息共享和业务协同，实现国家级卫生行政部门对全国的卫生进行综合管理，提高公共卫生突发事件应急能力，统筹中医药管理、疾病预防控制、妇幼健康、综合监督、计划生育、新农合和应急指挥等管理功能，实现全国人口健康信息的数据挖掘和综合分析，支撑国家人口健康管理和决策，对外授权实现与有关部门信息系统对接和信息共享。

省级人口健康管理平台支持跨地市（区域）医疗卫生业务协同，实现省级卫生行政部门对全省的卫生进行综合管理，提高省级卫生应急能力，联通国家平台，满足跨省业务协同需求。

地市级人口健康管理平台是基于电子病历资源库和居民健康档案资源库进行构建的，实现集居民医疗业务和综合卫生管理于一体的业务功能，使各个医院、社区卫生服务中心、基层医疗设施以及社会相关部门的业务系统之间相互联通、数据共享和联通协同，支持远程会诊、预约挂号、双向转诊、健康咨询等服务，突发传染病防控、预防接种、重点精神障碍等报告与管理，实现电子病历与电子健康档案信息实时更新，满足居民个人查询健康档案的需求。

区县级人口健康区域信息平台的数据来源于辖区底层医疗机构（包括区县级医院、区县卫生局、专业公共卫生机构、乡镇卫生院等）[②]，以服务居民为中心，支持公共卫生、计划生育、医疗服务、医疗保障、药品管理、综合管理等业务应用。

---

① 国家卫生计生委和中医药管理局. 关于加快推进人口健康信息化建设的指导意见［EB/OL］.［2013 – 12 – 09］. http://www.nhfpc. gov. cn/guihuaxxs/s10741/201312/09bce5f480e84747aa130428ca7fc8ad. shtml.

② 陈远均. 区县级区域卫生信息平台的设计与实现［D］. 电子科技大学硕士学位论文, 2011.

二、重点业务信息系统建设

（一）公共卫生信息系统建设

公共卫生信息系统的建设关系人民群众整体健康水平和生活质量，尤其是当公共卫生突发事件爆发时，处理的及时程度和应急预案的效用会直接影响到公众的健康、经济的发展和社会的稳定。2003 年的 SARS 已经给我国卫生应急体系敲响了警钟。① 公共卫生信息系统建设的目标是以三级卫生信息平台的建设为依托，建立和强化传染病、慢性病等疾病管理、卫生管理、应急管理、健康教育等公共卫生相关业务，实现基于电子病历和电子健康档案人群疾病与健康相关信息快速收集、相互联通和信息共享，全面提升我国的公共卫生应急能力和公共卫生服务能力。《意见》中对公共卫生信息系统建设的要求是"完善疾病防控、健康教育、妇幼健康、食品安全、血液管理、综合监督、卫生应急决策信息系统，提高业务能力，加快卫生计生门户网站和服务热线建设，推动实现基本公共卫生服务均等化"②。

在建设内容上，公共卫生信息系统需要完成的工作分别是：第一，加强省级疾控数据中心的建设，完善基础设施，建立健全数据采集和保护制度，实现面向全省各个公共卫生机构或公众的公共卫生信息服务；第二，分级公共卫生数据统一采集交换平台，由国家和省级疾控数据中心统一开发并进行平台分级，优化业务流程，减轻基层工作负担，提高工作效率和数据质量；第三，建设完善的国家疾控核心业务信息系统，包括传染病和公共卫生突发事件、传染病实验室监测、重点慢性病监测、重性精神病监测、健康危险因素监测与风险评估、生育登记、预防接种、疾病预防控制机构基本信息与绩效考核等；第四，集成综合应用分析、决策支持平台。③

（二）医疗服务信息系统建设

医疗服务信息系统主要是医院信息系统、社区卫生服务信息系统、远程医疗等与医疗机构和设施相关的信息系统的总和。《意见》中提出医疗服务信息系统的建设内容和目标是"推进中西医电子病历应用和远程医疗，优化医疗服务流程，规范医疗服务行为，用信息化手段提高医疗服务质量和效率，保障医疗安

---

① 任建萍，郭清，顾亚明. 从美国的卫生应急机制谈我国公共卫生信息系统的建设 [J]. 卫生软科学，2005（6）：407～409.

② 国家卫生计生委国家中医药管理局. 关于加快推进人口健康信息化建设的指导意见 [EB/OL].[2013-12-09].http://www.nhfpc.gov.cn/guihuaxxs/s10741/201312/09bce5f480e84747aa130428ca7fc8ad.shtml.

③ 马家奇. 医改信息化公共卫生信息系统建设与应用 [J]. 中国卫生信息管理杂志，2011（3）：19～21.

全，方便群众看病就医"。

医院信息系统（HIS）的建设包括多个业务系统的建立和使用，诸如门急诊信息系统、住院信息系统、医技信息系统、药品信息管理系统、卫生经济管理系统、医学影像系统、医生工作站、护士工作站、医嘱处理子系统、手术麻醉监护子系统、检验信息子系统等。医院信息系统的发展趋势是越来越向临床应用扩展，如医疗设备数据的提取和录入可以通过医院信息系统自动进行，省去人工抄写并减少人工失误；先进的医院信息系统给医疗管理提供新的管理模式，规范医疗过程并及时对医疗效果作出反馈或评价；配备智能临床诊疗知识库的医院信息系统通过发挥计算机的大储存量优势，帮助医护人员掌握和应用临床诊疗知识，更是医院信息系统临床应用的深度体现。因此，医院信息系统的发展不应仅停留在将纸质信息转移到电子保存的阶段，而是应用于临床决策来优化医疗质量，节省医疗成本，提高医疗效率和安全性，这也是医院和医院信息系统建设追求的永恒目标。①

社区卫生服务信息系统（Community Health Service Information System, CHSIS）是面向社区内全体居民开展的全方位社区卫生服务工作信息平台，它是以居民健康为中心，融预防、医疗、保健、康复、健康教育、计划生育技术服务等于一体，利用现代化技术，对社区卫生服务进行标准化、规范化、科学化管理，从而提高社区卫生服务管理水平的一种系统。随着区域卫生信息化的深化和医改大背景下对基层医疗设施的高度重视，社区卫生服务信息系统是基层医疗中最贴近普通居民的信息系统，建设基于居民健康档案的功能合理、方便快捷、综合性强的社区卫生服务信息系统已成为我国卫生事业发展的必然趋势。②

远程医疗是通过医疗信息和通信技术从事远距离健康活动和服务的远程健康信息系统。医疗服务业务应用建设重点在于加强以（中西医）电子病历为核心的医院信息化建设，优化医疗服务流程，并与人口健康信息平台互联，实现医院内部和各医院之间信息共享，以远程医疗推进大型医院和基层医疗机构之间上下联动，促进优质医疗资源共享。互联网、移动通信、电子病历及物联网、视联网技术的普及将推动远程医疗向新的阶段发展，患者的就医方式也将发生革命性的变化。远程医疗包含了可视电话、会诊软件、视频通信等几个硬软件模块，系统主要由医学影像采集、视频交互、远程诊断、远程监护、远程病例档案管理以及由互联网与局域网组成的信息传输系统等组成。③ 近十年来，我国远程医疗系统开始进入实际应用阶段。2011 年，我国首家急诊远程监护室在武警总医院急救

① 谭建伟，李冰，杨天才. 医院药品信息管理系统的开发和应用［J］. 中国药房，2007（16）：1230～1233.

② 闫婧，黄国伟，张竞超. 社区卫生服务信息系统建设的主要问题和对策探讨［J］. 中国全科医学，2011（34）：3908～3910.

③ 苏兴鲁. 远程医疗会诊系统的分析与应用［J］. 电子技术与软件工程，2015（11）：92.

监护中心启用，通过 GPRS 技术实时远程心电监测。① 根据我国国情来看，对于部分医疗资源匮乏、医疗条件落后的偏远地区来说，远程医疗的建设意义非凡：当偏远地区的危重病患者和疑难杂症患者需要进行转诊或专家会诊时，通过远程医疗技术可以有效减轻患者的交通费用、住院费用等经济负担，路途颠簸带来的身心负担以及转诊时间的耽误，同时又能享受到远程医疗中专家会诊级别的治疗条件。因此，我国远程医疗事业将会得到前所未有的发展契机。

（三）医疗保障信息系统建设

新医改对医疗保障信息系统建设的要求是："建立和完善医疗保障信息系统。加快基金管理、费用结算与控制、医疗行为管理与监督、参保单位和个人管理服务等具有复合功能的医疗保障信息系统建设。加强城镇职工基本医疗保险、城镇居民基本医疗保险、新型农村合作医疗和医疗救助信息系统建设，实现与医疗机构信息系统的对接，积极推广'一卡通'等办法，方便参保（合）人员就医，增加医疗服务的透明度。"还要求："有效整合基本医疗保险经办资源，逐步实现城乡基本医疗保险行政管理的统一。"《意见》中提出："完善医疗保障信息系统在卫生计生行业的应用，促进医疗、医保体系信息共享。加快完善新农合信息系统，提高新农合基金监管水平和使用效率，方便参合农民异地就医和即时结报，加强全国新农合业务运行监控和信息决策支持。"②

我国医疗保障制度较为多样化，主要由城镇职工基本医疗保险、城镇居民基本医疗保险、新型农村合作医疗和城乡医疗救助制度四类组成，医疗保障信息系统的建设应对职工医保、居民医保、新农合和城乡医疗救助实行统一管理，分开核算，在职能上实现三个方面的功能：③ 一是业务管理功能，即完成医疗保险的参保、征缴费用、账户及认证卡管理等各项业务，并对业务中涉及资金的问题进行核算、分配，以及医保的赔付和报销结算；二是监控监管功能，即对医疗保险中的利益相关者实行监管功能，如参保者的健康状况、保费征缴、补偿结算、费用报销情况，医疗服务单位的基金使用、医疗费用支出、药品管理、医疗服务情况等，并将实时动态信息以图表或报告等形式进行记录和展示，供医疗保障管理人员进行查询和监督；三是公众服务功能，即向普通参保居民提供有关医保最新的政策法规和制度详情，供公众居民进行查询阅览，并完善相应的检举和投诉渠道，以落实和改善医保制度。④

---

① 牟岚，金新政. 远程医疗发展现状综述 [J]. 卫生软科学，2012（6）：506～509.

② 国家卫生计生委和国家中医药管理局. 关于加快推进人口健康信息化建设的指导意见 [EB/OL]. [2013 – 12 –09]. http://www.nhfpc.gov.cn/guihuaxxs/s10741/201312/09bce5f480e84747aa130428ca7fc8 ad. shtml.

③ 董有方. 新医改催生六大信息系统 [N]. 计算机世界，2009 – 09 – 07.

④ 李长平，崔壮，马骏. 卫生信息化系统在医疗保障制度建设中的重要作用 [J]. 中国卫生事业管理，2010（2）：97～100.

（四）药品信息管理系统建设

2009 年的新医改要求："加快建立以国家基本药物制度为基础的药品供应保障体系，保障人民群众安全用药。""建立和完善国家、省、市三级药品监管、药品检验检测、药品不良反应监测信息网络。建立基本药物供求信息系统。""发展药品现代物流和连锁经营，促进药品生产、流通企业的整合。建立便民惠农的农村药品供应网。完善药品储备制度。支持用量小的特殊用药、急救用药生产。规范药品采购，坚决治理医药购销中的商业贿赂。加强药品不良反应监测，建立药品安全预警和应急处置机制。"药品信息管理系统的建设内容是："完善医疗机构和公共卫生机构药品供应保障应用信息系统，支持基本药物管理和使用，支持药品、医疗器械招标采购、物流配送、使用管理，强化及时监管"。①

药品信息管理系统是医院科学化管理的有力工具，在结构上，药品信息管理系统具有药库管理系统、药房管理系统、制剂管理系统、会计核算系统、综合查询系统和麻醉药品管理系统六个子系统，需要进行标准数据维护、操作权限维护、药品价格管理、库存限量数据维护、药品辅助数据维护、药理数据维护、处方数据维护、药品标准表维护、发送信息维护以及给药方法维护等。②除了满足给药的基本功能之外，药品信息管理系统应该更进一步发展成为集药品管理、药学检验、药学信息咨询、药品价格控制、药学科研、临床药学、行政管理为一体的多方位、多功能、满足医院药学建设不同层次需求的相对广义的"药学信息系统"，使药品信息管理系统更智能化和人性化，并使医院的药剂部门从根本上实现网络化、信息化，以满足未来医院药学发展的需求。

（五）计划生育信息管理系统建设

计划生育信息管理系统建设的目的是适应新时期人口计生工作的需要，通过计算机和网络技术对传统的人口计生管理进行改革和升级，从而提高人口计生管理工作的质量和效率，采用现代化的管理方法实施计划生育这一项基本国策。计划生育信息管理系统的建设内容是："完善出生人口信息采集和监测预警机制，实现流动人口服务管理跨地域业务协同，加强出生人口性别比综合治理和计划生育利益导向政策落实，开展计划生育依法行政和便民服务，提升家庭发展能力，加强人口与计划生育目标管理责任制考核，推动人口与计划生育工作转型发展。"

计划生育信息管理系统根据国家—省—市—区—街道分为五个层级，每级皆

---

① 国家卫生计生委和国家中医药管理局．关于加快推进人口健康信息化建设的指导意见［EB/OL］．［2013-12-09］．http：//www. nhfpc. gov. cn/guihuaxxs/s10741/201312/09bce5f480e84747aa130428ca7fc8ad. shtml.

② 常珍．从应用角度看 HIS 中药品信息管理系统［J］．安徽医药，2001（4）：321～322.

划分为以下几个子系统：常住育龄人口信息管理子系统、流动育龄人口信息管理子系统、药具管理子系统、数据通信子系统和信息发布子系统。[①] 计划生育信息管理系统在建设上需要联合各个部门来改变有效信息来源渠道的单一性，利用信息系统网络化的优势，将由计生部门独自收集人员信息的模式转变成多部门信息收集模式，如公安部门、民政部门、卫生部门、街道和社区等，各部门组织共同参与信息收集工作可以有效地通过相互制约和相互监督来确保信息的真实性和准确性，在实现多部门资源共享、相互联通的同时，还可以帮助国家掌握信息的动态变化情况，提供国家计划生育决策的信息需求。

（六）综合管理信息系统建设

2009 年 12 月 4 日，卫生部信息化工作领导小组向各省、自治区、直辖市卫生厅局等有关单位发布了《综合卫生管理信息平台建设指南（征求意见稿）》（以下简称《指南》）[②]，分为总论、现状分析、卫生管理业务需求分析、卫生管理指标体系、卫生信息资源管理、系统架构、技术架构、安全体系和运行维护九章，从概念到逻辑层面上提出了平台建设目标：即以"资源整合和信息共享"为目标，为医院管理者、医务人员及决策人员等利益相关者提供高效的信息支持和服务，实现部门之间信息共享和业务协同，提高管理效益和科学决策水平，提升落实医改各项任务和应对公共卫生突发事件的能力。

《指南》分别从概念设计和逻辑设计两个层面提出了对卫生综合管理信息平台建设的功能和信息要求。概念设计对各个业务进行抽象描述，根据其普遍性提出一般性的设计方法；逻辑设计则是提出了技术实现的原则和要求，由各建设单位自行选择适合的软件和硬件进行设计和构建，满足整体相互联通和资源共享的需求。卫生综合管理信息平台设计内容包括信息标准技术、应用集成技术、信息资源统一管理技术、门户与安全平台，以及系统部署和运维机制等方面，并根据综合卫生管理目标要求，界定了卫生综合管理信息平台的建设目标、边界范围、技术路线、发展策略，提出了卫生综合管理信息平台的业务需求、数据标准体系、系统架构、技术架构、安全体系设计等参考依据，为卫生综合管理信息平台的管理者、业务用户、系统开发和建设实施单位的方案设计工作提供参考。

综合管理信息系统的建设内容是："完善综合管理应用信息系统，提高人口健康信息数据采集的及时性和准确性，提高信息数据统计分析和应用能力，实现对各级各类卫生计生机构业务工作、财务管理、内部运行的精细化管理，有效支撑卫生计生战略决策和政策规划。"

---

① 张浩. 武汉市计划生育管理信息系统的实现与优化 [D]. 华中科技大学硕士学位论文，2004.

② 卫生部信息化工作领导小组办公室. 关于征求《综合卫生管理信息平台建设指南（征求意见稿）》意见的通知 [EB/OL]. [2009 - 12 - 29]. http：//www. moh. gov. cn/mohbgt/s6718/200912/45275. shtml.

三、三个基础数据库的建设

（一）电子健康档案数据库建设

健康档案是居民健康管理（疾病防治、健康保护、健康促进等）过程的规范、科学的记录，是以居民个人健康为核心，贯穿其整个生命过程，涵盖各种健康相关因素，实现多渠道信息动态收集，满足居民自我保健和健康管理、健康决策需要的信息资源。电子健康档案，也称电子健康记录，即是关于医疗保健对象健康状况的信息资源库。该资源库以计算机可处理的形式存在，并能安全地存储和传输，各级授权用户均可访问。电子健康档案是区域卫生信息资源规划的核心内容。[①]

电子健康档案数据库建设的具体内容是："完善居民电子健康档案数据库，支撑区域内基层卫生机构间信息动态共享及业务协同，提升公共卫生和基层医疗卫生服务水平，满足居民个人健康档案信息查询、增强自我保健和健康管理能力，提高全民健康水平。"

在数据内容方面，电子健康档案可以从三个维度进行描述：第一维是生命阶段，即按照不同生理年龄而将人的整个生命过程划分为若干个连续性的生命阶段；第二维是健康和疾病问题，也就是确定不同生命阶段的主要健康和疾病问题及其优先领域，是客观反映居民卫生服务需求、进行健康管理的重要环节；第三维是卫生服务活动（或干预措施），即医疗卫生机构针对特定的健康和疾病问题所开展的一系列预防、医疗、保健、康复、健康教育等卫生服务活动，这些活动反映了居民健康需求的满足程度和卫生服务利用情况。

从电子健康档案的业务应用来看，国家卫计委在 2009 年出台的电子健康档案分类标准中将电子健康档案划分为五类：个人基本健康信息档案、妇幼保健档案、疾病控制档案、社区卫生档案、医疗服务档案。五类电子健康档案分别针对个人健康、妇幼保健、疾病预防、社区卫生和医疗服务五项业务，由开展该类业务的相关医疗机构（妇幼保健院、疾病预防控制中心、医院、社区卫生机构等）按照统一标准进行构建，实现医疗机构间的相互联通、健康信息共享。[②]

从 "3521 – 2 工程" 到 "4631 – 2 工程"，我国一直重视以电子健康档案为基础的区域卫生信息化建设。电子健康档案的建设价值主要体现在以下几点：

（1）对于医疗机构来说，电子健康档案的建立增加了医疗机构之间的交流，在患者转诊和异地就医等情况下让医务人员直接获取患者的基本健康信息，提高医疗效率；

①　孟群主编．卫生信息资源规划［M］．北京：人民卫生出版社，2014.

②　付媛媛．电子健康档案建设研究［D］．安徽大学硕士学位论文，2014.

（2）电子健康档案的建立增加了医疗诊断的精确性和可靠性，改善医疗质量；

（3）电子健康档案的建立提高了患者自身的健康意识以及健康素养，将自我保健的需要具象化；

（4）给医学研究和教学提供了优质素材和宝贵资料。

2011 年，前卫生部在区域卫生信息平台技术解决方案和医院平台方案的基础上启动了《基于健康档案的区域卫生信息平台技术规范》。编制工作自启动以来，各地积极开展信息共享平台的建设，几乎所有地区都将省级数据共享平台作为重点建设项目。部分地区已启动该项目建设，个别地区已建设完成。部分地区实现了城市区域内卫生信息资源共享。信息资源共享的主要内容包括医疗业务数据，部分临床业务和医技业务等医疗数据，慢性病、计划免疫等公共卫生数据。在业务协同中，部分地区实现了一卡通、双向转诊、区域影像检查结果共享、三级医疗服务体系等内容。

与此同时，一些省市的居民健康档案工作也取得了积极进展。例如，四川省，截至 2012 年年底，累计建立居民健康档案人数有 7 948.6 万，其中电子健康档案人数有 7 796.3 万，电子健康档案建档率为 97.0%；杭州市 2012 年年底建档率为 83%；重庆市 2013 年年底建档率为 77.6%；部分省市参照国家标准，制定了省级居民健康档案管理服务规范。上海市是我国最早建立电子健康档案的地区，早在 2006 年便已构建"闸北区卫生信息平台"，上海市闵行区和长宁区还在当年成为全国唯一的国家级 EHR 示范区[①]；另一个在电子健康档案构建上走在国家前列的省份是浙江省，截至 2011 年年底，浙江省"国家数字卫生"项目试点区的居民电子健康档案建档率高达 90% 以上，成功建立并上传了 1 200 余万份居民健康档案，截至 2012 年 5 月，浙江省标准化居民电子健康档案的试点区已经快速扩大到 35 个，标准化居民电子健康档案建设已初具规模[②]。目前，北京、上海、安徽、重庆等 12 个省（区、市）已建立电子健康档案资源库，通过医院信息系统、公共卫生信息系统、区域卫生信息平台的相互联通，部分地区已实现电子健康档案与电子病历的资源共享。

（二）电子病历数据库建设

2014 年 5 月 31 日，国家卫计委发布《基于电子病历的医院信息平台技术规范》，将 EMR 定义为：由医疗机构以电子化方式创建、保存和使用的，重点针对门诊、住院患者（或保健对象）临床诊疗和指导干预信息的数据集成系统，是居民个人在医疗机构历次就诊过程中产生和被记录的完整、详细的临床信息资

---

① 黄薇. 基于利益相关者分析的我国电子健康档案发展策略研究［D］. 北京协和医学院硕士学位论文，2011.

② 沈剑峰，张中华，汪崴等. 浙江省电子健康档案建设的状况和展望［J］. 中国卫生信息管理杂志，2012（3）：84～88.

源，是记录医疗诊治对象服务活动的信息资源库，该信息资源库以计算机可处理的形式存在，并且能够安全地存储和传输，医院内授权用户可对其进行访问。

目前国内电子病历数据库的应用主要体现在以下几个方面：

1. 计算机辅助医嘱录入（CPOE）

电子病历的核心是计算机辅助医嘱录入，但从具体实施看，国内的 CPOE 系统主要是根据各医疗机构制定的录入规章制度实行录入计算机化和电子储存等基本功能，智能化程度不高，并未与药品和疾病等知识库结合，强调医嘱的自动核查功能和其他应用功能。而国际上已经实现医生录入医嘱时对药物剂量、禁忌及过敏和药物相互作用的警示提醒。

2. 病历编辑现状

据 CHIMA《2014—2015 年中国医院信息化状况调查报告》，应用电子病历的医院占受访医院的 71.05%。电子病历的编辑完成了从基于 SQL 数据库的 Word 文档编辑到基于 XML 数据库和 HL7 标准的结构化电子病历编辑的演变。相比之下，结构化电子病历的编辑和存储完成了从数据存储访问到数据展现格式的转换，较好地实现了病历的结构化表达和用户自定义结构化模板功能。目前又出现了基于 XML 的数据规范、连接、查询和检索、更新，从 XML 到其他数据的格式转换（XSL/XSLT）等，为病历信息在局域、广域网上的共享提供支持。但目前我国各医疗机构对电子病历的编辑在实际操作中仍无统一标准，各医疗机构的电子病历系统只是简单地实现了电子化，还未达到接入人口健康统一网络的要求。

3. 电子病历政策现状

电子病历研究在我国一直是热点，各卫生机构都分别就电子病历系统的组成架构、信息交互和共享、信息集成、临床决策支持、信息安全等问题展开了研究，也取得了一定的成果。

2008 年，前卫生部统计信息中心开展了电子病历数据标准的研究制定工作。2010 年，前卫生部发布《电子病历基本规范（试行）》和《电子病历系统功能规范（试行）》，规范医疗机构电子病历管理，明确医疗机构电子病历系统应当具有的功能以规范电子病历的临床使用，促进医疗机构信息化建设。2013 年，出台了 53 个部分的《电子病历共享文档规范》（征求意见稿），采用 W3C 的 Extensible Markup Language（XML）1.0 语言，文档架构借鉴 HL7CDA R2 临床文档架构。2014 年 5 月 30 日，国家卫计委发布了 17 个部分的《电子病历基本数据集》，规范了数据元的标识符、名称、定义、数据类型、表示格式以及数据元值的允许值，同日发布《基于电子病历的医院信息平台技术规范》，明确定义了软件技术总体要求、平台基本功能要求、信息资源规范、交互规范、IT 基础设施规范、安全规范和性能要求，均从 2014 年 10 月 1 日开始实施。

（三）全员人口个案数据库建设

人口健康信息化是国家信息化建设的重点领域和重要组成部分，是深化医药卫生体制改革的重要内容，是体现国民生活质量和国家综合实力的标志之一。在全员人口个案数据库的建设上，国家卫计委提出的要求是："推进全员人口信息数据库的建设和应用，实现全员人口信息的实时动态管理，为促进人口与经济社会、资源环境全面协调可持续发展提供决策依据。"①

全员人口个案数据库的建设，是人口计生事业信息化的基础和持续发展的前提。通过开展全员人口信息调查并建立数据库能够准确把握当前人口和计划生育工作的实时动态，从而加强人口和计划生育决策咨询、科学管理和公共服务的能力。人口计生信息化系统应用工作有四点要求②：①充分认识信息化在人口计生工作中的重要性，全员人口信息管理系统是人口计生工作迈向"大人口"的重要载体；②各级人口计生部门需要配备齐全的硬件和软件设施，加大信息化投入力度，提高数据库质量；③各级人口计生部门严密审核人口基础数据的准确性，做好迎接国家人口计生委人口出生信息核查工作的检查验收；④各级人口计生部门保质保量地做好十年人口出生信息核查的扫尾工作，使各项数据能够与"六普"结果互相印证，提高人口数据的权威性。

四、人口健康统一网络

随着电子病历和电子健康档案技术的成熟和规模的不断扩大，各医疗机构、卫生部门和机关存储的电子人口健康信息数据量越来越庞大，对电子健康信息的管理和使用的安全带来了不小的挑战。为保证数据使用安全和健康数据管理，2013 年 11 月，国家卫计委在《人口健康信息管理办法（试行）》中提出，此前由原国家人口计生委组建的全员人口信息网络，和前卫生部在社区居民中建立的电子健康档案、在医疗机构建立的就诊者电子病历，将按照唯一性的身份标志，同步接入"人口健康信息管理网络"。③

人口健康统一网络的建设需要保障人口健康信息用户任何行为的可管理、可控制、可追溯性，其主要框架包括建设数字身份管理体系；实现人口健康信息系统各类用户的数字身份管理；保全数据的生命周期和可靠性；制定人口健康网络

---

① 国家卫生计生委和国家中医药管理局. 关于加快推进人口健康信息化建设的指导意见［EB/OL］.［2013－12－09］. http：//www. nhfpc. gov. cn/guihuaxxs/s10741/201312/09bce5f480e84747aa130428ca7fc8ad. shtml.

② 李燕博. 全员人口个案信息分析系统的设计与实现［D］. 西安电子科技大学硕士学位论文，2010.

③ 中华人民共和国国家卫生和计划生育委员会. 关于《人口健康信息管理办法（试行）》（征求意见稿）公开征求意见的通知［EB/OL］.［2013－11－18］. http：//www. nhfpc. gov. cn/zhuzhan/zqyj/201311/65787ae 647de494a832583f129ff5342. shtml.

建设相关政策并积极推进落实；建立人口健康网络相关技术标准和规范指导。①

五、人口健康信息标准体系和信息安全防护体系建设

（一）人口健康信息标准体系建设

卫生信息标准化，就是对卫生信息的产生、传输、交换和信息利用过程中的各种名词、术语、分类代码，以及信息传递与通信、数据流程、信息处理等信息相关技术制定统一规则的过程。

人口健康信息标准体系建设内容的规划是：加强卫生信息标准开发的组织保障，支持基础性卫生信息标准研发和应用，统一卫生领域各种术语信息标准和代码标准，完善相应的交换标准和技术标准。加强卫生相关部门信息标准协同与合作，开发医疗保障、药品购销、中医药信息交换标准，建立中医药信息标准体系。在 2014 年 8 月发布的《国家卫生计生委卫生标准工作五年规划（2014—2018 年)》中将信息标准列为重点标准项目第一位②，其建设内容规划为"制定卫生信息模型、基层医疗卫生信息标准、互联互通标准符合性测评测试标准、信息安全和健康信息隐私保护规范、ICD 疾病诊断编码和手术操作编码等标准"。

我国制定卫生信息化标准的组织主要有国家卫计委下属的卫生信息标准化委员会、中国卫生信息学会下属的卫生信息标准专业委员会、HL7 中国委员会和电子病历研究委员会等。国家卫计委下属卫生信息化标准委员会是卫计委组建的负责卫生信息标准研究的专门机构，主要负责提出卫生标准工作方针、政策和发展方向，并对已有的卫生信息标准进行发布（发布于中国卫生信息标准网 http：//www. chiss. org. cn/）和推广。截至 2015 年 8 月，中国卫生信息标准网上可查询的标准共有 203 条，分别是：

（1）基础类标准（17 条）：标准体系与标准化指南（15 条）、术语标准（0条）、卫生信息模型（2 条）；

（2）数据类标准（171 条）：数据元标准（34 条）、分类与代码标准（1条）、数据集标准（66 条）、共享文档规范（70 条）；

（3）技术类标准（15 条）：系统功能规范（7 条）、系统建设技术规范（8条）、信息安全与隐私保护规范（0 条）；

（4）管理类标准（0 条）：测试与评估、监理与验收、其他。

---

① 许培海，沈雷．人口健康信息化网络信任体系建设分析及展望［J］．中国数字医学，2015（4）：31～34.

② 中华人民共和国国家卫生和计划生育委员会．卫生标准工作五年规划（2014—2018 年）［EB/OL］．［2014－08－06］．http：//www. nhfpc. gov. cn/fzs/s3582h/201408/45bba58a7d134e4b9b022098eb77531a. shtml.

（二）信息安全防护体系建设

本部分内容见第三章第三节。

第七节　技术实现

2009 年 6 月印发的《基于健康档案的区域卫生信息平台建设指南（试行）》对区域卫生信息化平台的建设需求分析、系统架构、技术架构以及居民健康档案信息架构作了详细的说明和规划，对区域卫生信息化的技术实现具有重要的指导意义。

一、总体技术架构

区域卫生信息平台架构设计的目标是为建立能够容纳个人健康档案的可扩充的、开放的、可持续发展的架构，扩充内容包括管理业务的扩充、存储健康信息的扩充、接入方式的扩充、系统容量的扩充和系统处理能力的扩充。为满足以上要求，实现既定建设目标，区域卫生信息化平台建设的总体技术架构如图 2 - 2 所示：

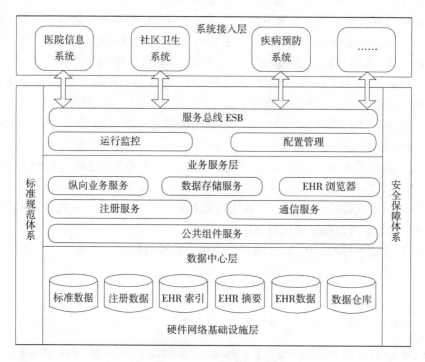

图 2 - 2　区域卫生信息化平台建设总体技术架构图

图 2 - 2 中展示的总体技术框架主体上从低到高分别为硬件网络基础设施层、数据中心层、业务服务层、系统接入层四层，贯穿于这四层的两个体系分别是标准规范体系和安全保障体系。硬件网络基础设施层是区域卫生信息化平台建设基础设施的集合，包括了所有的硬件设备和网络设施；数据中心层是区域卫生信息化中数据集中存储和处理的重要层次，涉及数据的存储结构和模型问题；业务服务层是基于数据交换层根据数据结构设计各种业务服务组件来完成平台数据的采集、存储与共享；数据接入层是直接与外部系统进行沟通的技术层。标准规范体系是区域卫生平台中涉及的数据及应用标准，是平台运行和应用的基础，必须严格遵循和维护；安全保障体系则是区域卫生信息化平台物理安全、网络安全、数据安全、应用安全等安全问题的解决方案和防范措施的集合，是平台保持稳定性和持续性的准则规范。

二、数据交换技术方案

(一) 企业服务总线

数据交换服务总线 (ESB) 是整个区域卫生信息平台的技术核心，也是区域卫生信息化平台建设的关键技术点之一。英特尔 (中国) 公司在《区域卫生信息平台白皮书》中提到，ESB 一般采用的是开放的应用系统架构技术——即面向服务的体系架构 (SOA)，使得区域卫生信息化平台具有更好的灵活性、开放性和可重用性。[①]

SOA 是一个组件模型，它对应用程序的不同功能单元 (称为服务) 定义良好的接口和契约，使其相互联系起来。接口是采用中立的方式进行定义的，可以独立于实现服务的硬件平台、操作系统和编程语言。这使得构建在不同平台中的服务可以以一种统一和通用的方式进行交互。SOA 是一种松耦合的服务架构，能够满足异构系统之间的信息交换，具有良好的灵活性，能够较好地适应未来业务的发展变化；具有较好的可重用性，能够较好地保护现有投资，并且支持业务过程的持续改进。一个理想的 SOA 平台应该具有无限的服务扩展性，能以插件的方式加入任何新服务，支持 Java EE RMI、CORBA、Web Services 等各种传输协议并进行相应转换，而实现理想的 SOA 平台就需要一个对服务进行集成管理的核心机构，这就是 ESB。[②]

ESB 是基于开放的标准消息总线，通过标准的适配器和接口，提供各程序和组件之间的互操作功能。它支持独立的异构环境中的服务、消息及基于事件的交

①　英特尔 (中国) 有限公司. 区域卫生信息平台白皮书 [R]. 北京：英特尔 (中国) 有限公司, 2009.
②　张秋余, 袁古亭, 张冬冬等. 基于分布式软件总线的软构件开发技术的研究 [J]. 兰州理工大学学报, 2005, 31 (1)：93～96.

互，并且具有适当的服务级别和可管理性。[①]

在区域卫生信息化平台的构建中，为了实现基于 SOA 的企业服务总线，需要定义整个应用程序如何在服务之间执行其工作流，尤其是业务的操作和业务中使用软件的操作之间的转换点。此外，动态业务工作流还需要搭建安全、信任和可靠的消息传递技术，最好需要具备以下特性：

（1）基于消息中间件技术，业务中心采用 Java 技术、J2EE 标准；

（2）操作系统平台、数据库系统无关性，ESB 应完全按跨平台技术设计和实现，兼容目前所有常规操作系统和流行的数据库系统；

（3）基于消息内容路由功能，集成工作流服务；

（4）消息交换符合 XML 标准，为专为国内卫生行业定制的总线消息协议，可通过协议转换器与 HL7 等多种国际标准协议兼容；

（5）基于卫生行业各系统发展不平衡的现状，整体 EAI 设计模式符合 SOA。

（二）数据接口服务

为了实现各医疗卫生业务数据与区域卫生信息平台联动，需要在医疗卫生机构部署数据交换前置服务部件：以数据交换适配器的方式实现各分区医疗卫生信息系统（HIS、LIS、PACS、社区卫生系统等）的集成接入，以标准的接口方式与数据交换平台衔接。同时，根据需要部署前置数据库，进行交换数据的前置缓存。通过在业务系统端安装相应的软件适配器，实现与消息交换中心的信息交互。适配器由软件模块、软件配置文件、应用编程接口等组成。

数据交换适配器的主要功能有：

（1）实现消息的安全、可靠传递；

（2）实现消息的透明传递，Adapter 的实施者不必关注传递技术细节；

（3）接口通用化，降低因开发架构不同导致的业务应用侧编程的复杂性；

（4）实现具有共同性的消息封装、变换、接收功能，例如，加解密、校验、字符集变换及 HCN – XML 标准协议；

（5）简单的远程安装配置方法，适配器的函数调用库可以平滑升级而不影响业务应用；

（6）可以与消息交换平台交互管理信息，实现流量控制、报文蓄积、本地日志等功能。

数据交换适配器的相关组件主要有：总线连接器、日志管理器、配置管理器、异常处理器、消息处理器、专用适配器管理器、消息分发控制器、工作进程管理器、工作进程、消息分发器、接口、标准接口、文件接口等。

---

① 基于 ESB 的企业应用集成［EB/OL］．［2008 – 08 – 13］．http：//tech. it168. eom/a2008/0813/200/000000200546. shtml.

（三）业务组件服务

1. 公共服务

公共服务中主要包含监控日志服务、标准转换服务、权限认证服务、隐私管理服务、数据加密服务、数字签名服务和目录管理服务七个部分：

（1）监控日志服务用于记录系统中所处理的业务和系统事件，并以网页界面的形式供用户查询和浏览；

（2）标准转换服务是将一种 XML 格式的文件通过 XSLT 转换成另一种格式，可以将原始医疗记录转换为系统标准医疗信息数据结构；

（3）权限认证服务根据已认证用户的角色来决定用户是否有权限执行指定的操作；

（4）隐私管理服务制定从法律、制度和个人要求等方面对个人医疗信息的访问进行限制和授权；

（5）数据加密服务实现对系统中的关键数据加密保护，其子功能包括密钥管理功能、字段加密功能和 WS－Security 加密功能；

（6）数字签名服务实现系统信息包的数字签名，保证数据的完整性和不可抵赖性，其子功能包括针对字段的电子签名和针对 XML 的电子签名；

（7）目录管理服务是提供系统内外所用到的服务信息格式的注册服务。在注册信息格式的同时，目录管理服务还保存与此服务相关的描述信息。

2. 通信服务

通信服务包括数据缓存服务、通信服务协议和 FTP 通信服务三个部分：

（1）数据缓存服务提供一个医疗机构端原始医疗数据上传过程中的缓存机制，在上传大批量原始数据的过程中，保证了电子健康信息中心其他服务的响应时间和稳定性；

（2）HTTP/SOAP 通信服务协议提供标准 Web Service 接入服务；

（3）FTP 通信服务提供了平台直接从外部 FTP 服务器上查询可用文件，下载数据文件，并将数据文件递交给相关处理流程的功能。

3. 注册服务

注册服务包括个人注册服务、医师注册服务、机构注册服务和医学名词注册服务四个部分。

个人注册服务主要功能是维护和提供医疗服务的接受者，对于电子健康档案信息中心平台来说，必须针对一个个人在系统中拥有一个唯一的标识，也就是个人唯一标识。提供的服务主要包括：

（1）搜索个人：从输入的个人相关信息搜索个人唯一标识；

（2）增加新个人：创建一个新个人唯一标识和相关个人信息；

（3）合并个人：合并两个个人唯一标识和相关个人信息；

（4）搜索中心标识：根据输入的来源信息和来源标识找出对应的个人唯一标识；

（5）模糊搜索中心标识：根据输入的个人相关信息，自动匹配最相关的个人唯一标识；

（6）搜索外部标识：根据来源信息和个人唯一标识找出对应外部系统的个人标识；

（7）设置外部标识映射：设置外部标识、来源信息和个人唯一标识的映射关系。

医师注册服务主要功能是维护和提供医疗服务的提供者，如医师、护士等的唯一标识信息，医师信息和与外部系统中的标识映射信息。提供的服务主要包括：

（1）搜索医师；

（2）增加新医师；

（3）搜索中心标识；

（4）搜索外部标识；

（5）设置外部标识映射；

（6）设置医师公钥；

（7）设置医师服务机构。

机构注册服务主要功能是维护和提供医疗机构，如医院等的唯一标识信息、机构信息。提供的服务主要包括：

（1）搜索机构；

（2）增加新机构；

（3）搜索机构标识；

（4）设置机构公钥。

医学名词注册服务主要功能是维护和提供中心医疗名词定义和医疗机构的名词定义之间的映射定义。提供的服务主要包括：

（1）机构至中心名词映射；

（2）中心至机构名词映射；

（3）名词映射定义。

4. 全程健康档案服务

全程健康档案服务包括了数据标准化服务组件、业务规则服务组件、索引服务组件、健康档案摘要服务组件、健康档案地址服务等五个服务：

（1）数据标准化服务组件将各种非标准化的数据格式转换为系统所认知的统一的标准数据格式，同时也负责对单次的收集数据完整性进行校验；

（2）业务规则服务组件是系统中对具体业务规则进行实现的一类服务组件，它们负责对业务中的逻辑进行处理，通过对数据装载、主键管理、健康档案索引等服务的调用以及对数据中具体指标的判断，执行不同的业务处理；

（3）索引服务是健康档案快速定位目录，通过健康档案索引，能够迅速定位相关的健康信息所在的存储位置，方便数据装载服务能够迅速读取其健康信息；

（4）健康档案摘要服务是针对个人健康档案信息的一份概括性快照，它从健康档案信息中抽取关键性指标，生成一个能够描述个人当前健康状况以及主要健康事件的信息文本，包含一定的关键域，客户端能够通过这些关键域同健康档案索引服务关联起来，去定位当前个人健康状况中的关键性问题；

（5）健康档案地址服务提供每条医疗信息记录的真实存放地址，在数据读取过程中，可以通过健康档案地址服务查询到真实存放地址。

5. 数据存储服务

健康档案的存储主要分成三种类型，健康档案数据存储（EHR Data Storage）、业务数据存储（Business Data Storage）、数据仓库存储（Data Warehouse）。所包含的服务主要有数据元管理服务、数据装载服务、主键管理服务、健康档案数据存储服务以及数据仓库存储服务五项。

（四）运行监控管理

1. 主题管理

在发布订阅模式中，数据中心根据业务需要设置树状分层的主题节点，通过交换平台，订阅某主题的业务科室即可收到相关主题的消息。主题管理主要包含：

（1）主题维护（对主题进行增加、修改、删除活动）；

（2）主题订阅管理（对机构申请订阅主题进行权限审核）；

（3）主题发布管理（对要发布主题信息的机构或应用系统进行准入管理）；

（4）主题消息负载管理（对各主题内消息流量进行统计分析）。

2. 节点管理

在当前网络系统中设置关键节点，并对其运行状态进行监控，通过配置各个节点的参数和属性，构建整个数据交换环境。在监控端，以图形方式显示所有的网络段和节点并自动检测各个节点的状态，使管理人员能够一目了然地发现问题节点。

3. 密钥管理

在数据交换过程中，数据文件发送和接收双方都需要对对方的密钥进行认证，以保证数据的防抵赖、防否认和防篡改。安全、周密、有效地对密钥进行管理是数据交换安全设计的一个重要方面，通过对各种密钥进行管理，能够确保整个数据交换系统的安全。

4. 日志审计

日志记录日常用户使用的情况，跟踪每一笔数据交换过程后进行的所有操作，用以提高系统的安全性，跟踪非法操作与越权操作，统计接口的执行频度。日志审计反映了每个服务的生命周期的痕迹。此外，因为数据交换平台第三方地位的特殊性，日志服务可作为不同系统之间交换发生故障时的凭据，可作为来诊断发生的问题以及设计处理的仲裁者。

5. 数据备份与恢复

数据交换平台的中心共享性数据（如患者基本信息、健康档案）处于非常重要的位置，确保数据中心数据的安全是系统必备的功能。通过数据备份和恢复管理，根据设定的数据备份策略，定期备份指定范围的数据，可以在需要的时候将备份的数据恢复。并且能够通过设定，利用系统提供的自动通知功能，提醒系统管理人员备份数据。

（五）平台配置管理

平台配置管理包括用户管理、权限管理和系统配置三部分：

用户管理应该能够对用户进行全面的管理，包括用户组的增加、修改和删除，用户的增加、修改和删除，用户与用户组之间的对应，其余角色的权限管理以及安全可靠的密码管理等。

在数据共享交换平台中权限管理至关重要，不同的用户具有不同的权限，使用不同的信息路由路径，对各应用节点的接口调用进行身份验证。这样保证了系统的安全性、可靠性和稳定性。

系统配置对各接口组件实行智能维护，提供功能服务组件版本自动更新功能、系统参数设置功能和提供个性化服务功能等。对于数据集和流程定义配置文件的更新，也应通过分发机制保证各节点的统一性。

三、数据存储技术方案

健康档案的设计模型分为个人主索引、健康档案索引、健康档案数据三个层次，整个健康档案存储技术结构如图 2 - 3 所示。

根据数据类型的不同，区域卫生信息化平台中所存储的数据分为标准数据、注册数据、健康档案索引、健康档案摘要、健康档案地址、健康档案数据和数据仓库七种类型。

在数据存储结构上，可供选择的技术方案主要有文件存储、数据库存储和混合存储三类，优缺点分别如下：

文件存储优点在于针对读写直接操作，节省多余开销，能够针对文件结构做专门优化，获得更高的读写性能效果；缺点是开发成本高，维护复杂，不利于统计和查询。

数据库存储优点在于主流数据库都支持，已经支持 XML 结构的数据存储，统计查询方便，维护成本低，技术成熟稳定；缺点是需要更多的额外开销来处理实体的读写。

混合存储优点在于可针对专门的读写进行优化，既保留文件存储的高性能，又能保留数据库存储的方便查询；缺点在于开发成本高，业务分析复杂。

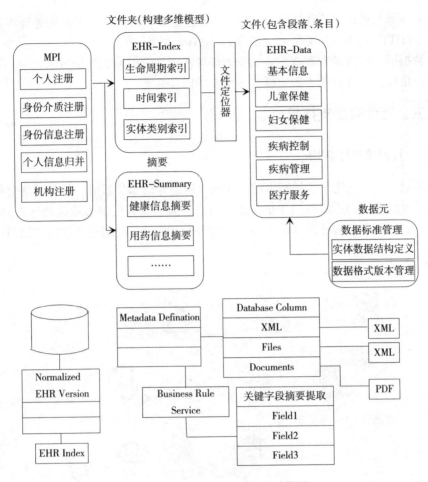

图2-3 健康档案存储技术结构图

在数据存储的平台数据库上，可选择的品牌主要有 Oracle、IBM DB2、SyBase ASE 三类，不同的平台数据库在开放性、高可用性、稳定性与可靠性、可伸缩性、并行性、性能（OLTP、OLAP）、安全性、兼容性、标准的支持、超大型（TB级）数据库的支持、数据复制、备份及恢复能力、数据仓库支持、客户端支持及应用模式支持、部署管理简便性、SMP 支持及集群体系架构、投资保护、技术支持和用户群等方面均有所不同。

四、数据展示技术方案

区域卫生信息平台可能需要为一个医疗卫生人员提供不同医疗卫生域的服务，需要支持不同类型数据的显示方式，如 HTML 页面、图片或扫描文档。因此，需要一个健康档案浏览器来对健康数据进行展示，健康档案浏览器直接通过一个 Windows 平台的 IE 控件来实现。在启动时，用户的认证信息和所调阅患者

47

的信息等都是通过 HTTP Metadata 的方式传送至中心服务器。中心服务器将协调 View 的 HTTP 调用到中心所对应的 Web Service 服务。

数据展示的技术方案有总页面框架设计实现、索引列表模块技术实现、表单模板模块设计实现和图表列表模板技术实现四种方案。

五、硬件网络支撑平台

(一) 网络总体结构

区域卫生信息化平台的网络结构应该由内、外两部分组成，外部网络对外收集和提供信息（向下级部门采集与提供信息，向上级数据中心报送信息），内部网进行信息管理和系统开发，两网之间用防火墙分隔。网络总体结构图如图2-4所示：

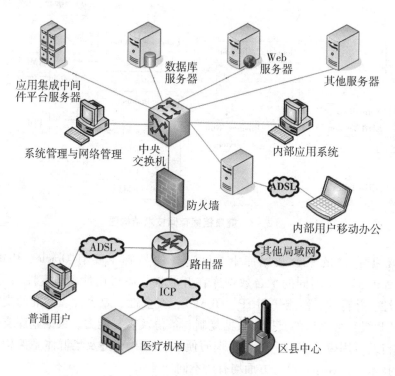

图2-4　网络总体结构图

(二) 硬件平台要求

硬件平台包括数据库服务器、备份服务器、应用服务器等；交换机、路由器、防火墙、VPN 等网络设备，存储设备如磁盘阵列、磁带库等。实际的硬件配备应根据当地客观需求进行建设，根据实际应用需求不同可选择初级、中级、高级三种配置方案：

1. 初级配置方案

初级配置方案包括建立一个较规范的、安全的市级网络基础设施平台所必需的各项基本设备设施，包括：数据库服务器、应用服务器、交换机、路由器、防火墙、VPN 设备、磁盘阵列等。

（1）适用条件。

基于健康档案的区域卫生信息平台建设的初期阶段，人口数量在 100 万以下的市级或区县级区域卫生信息平台，医疗机构数和业务系统数比较少的区域卫生信息平台。

（2）性能要求。

①服务器：

  a. 高性能 PC 服务器，各服务器均独立配置；

  b. 要求 1~2 个处理器、4GB 以上内存。

②磁盘阵列：

  a. 磁盘阵列系统 1 套；

  b. 按区域数据估算存储容量；

  c. 支持分区、快照、克隆等基本功能；

  d. 支持在线扩容，无须停机。

③交换机、路由器：

  企业级路由式核心交换机。

④防火墙、VPN 设备：

  企业级硬件防火墙，具备 VPN 功能。

⑤网络防病毒系统：

  a. 针对运行 Windows 系统的服务器、数据库系统进行网络防病毒监控；

  b. 对连接到专网的各接入点前置服务器的网络病毒防范；

  c. 要求采用中央集中控制和管理。

2. 中级配置方案

中级配置方案是在初级配置方案的基础上，通过增加关键服务器系统的双机热备或集群模式，强化了服务器系统的运行稳定性和可靠性；并增加离线备份系统，加强了数据安全保障；此外还提升了磁盘阵列、VPN 设备等系统性能指标。

（1）适用条件。

基于健康档案的区域卫生信息平台建设的发展阶段，人口数量在 600 万以下的市级单位区域卫生信息平台，基于健康档案的区域卫生信息平台建设初期阶段的省级平台。

（2）性能要求。

①服务器：

　　a. 高性能 PC 服务器，各服务器均独立配置；

　　b. 要求 1~2 个处理器、4GB 以上内存；

　　c. 集群模式。

②磁盘阵列：

　　a. 全或半光纤磁盘阵列系统 1 套；

　　b. 按区域数据估算存储容量；

　　c. 支持分区、快照、克隆等基本功能；

　　d. 支持在线扩容，无须停机。

③网络备份系统：

　　a. 磁带库 1 套；

　　b. 网络备份软件 1 套；

　　c. 独立的备份服务器。

④交换机、路由器：

　　企业级路由式核心交换机。

⑤防火墙、VPN 设备：

　　a. 企业级硬件防火墙；

　　b. 独立的硬件 VPN 设备。

⑥网络防病毒系统：

　　a. 针对运行 Windows 系统的服务器、数据库系统进行网络防病毒监控；

　　b. 对连接到专网的各接入点前置服务器的网络病毒防范；

　　c. 要求采用中央集中控制和管理。

3. 高级配置方案

高级配置方案是在中级配置方案的基础上，将数据库服务器主机由 PC 服务器更换为小型机系统，进一步增强了数据库系统的运行稳定性和负载能力；并将主要的网络设备改造为双机负载均衡模式，极大地提高了网络交换性能和网络安全保障能力。

（1）适用条件。

基于健康档案的区域卫生信息平台建设的高级阶段，人口数量在 600 万以上的市级单位区域卫生信息平台，完善阶段的省级区域卫生信息平台。

（2）性能要求。

①服务器：

　　a. Unix 小型机，各服务器均独立配置；

　　b. 要求 1~2 个处理器、4GB 以上内存；

　　c. 集群模式。

②磁盘阵列：

    a. 全或半光纤磁盘阵列系统 1 套；

    b. 按区域数据估算存储容量；

    c. 支持分区、快照、克隆等基本功能；

    d. 支持在线扩容，无须停机。

③网络备份系统：

    a. 磁带库 1 套；

    b. 网络备份软件 1 套；

    c. 独立的备份服务器。

④交换机、路由器：

    a. 企业级路由式核心交换机；

    b. 双机负载均衡模式。

⑤防火墙、VPN 设备：

    a. 企业级硬件防火墙；

    b. 独立的硬件 VPN 设备；

    c. 双机负载均衡模式。

⑥网络防病毒系统：

    a. 针对运行 Windows 系统的服务器、数据库系统进行网络防病毒监控；

    b. 对连接到专网的各接入点前置服务器的网络病毒防范；

    c. 要求采用中央集中控制和管理。

（三）几种组网方式

基于健康档案的区域卫生信息平台的网络系统应满足以下要求：

（1）尽量利用现有的基础网络平台和医疗卫生系统的网络平台，减少投资。

（2）形成综合的、多层次的、全方位的网络平台，构建统一的基于健康档案的区域卫生信息平台，提供全面的区域卫生服务网络体系。

（3）网络管理系统应具有同时支持网络监视和控制两方面的能力，提供不同层次的虚网划分手段。

（4）医疗卫生业务的相关职能部门和业务单位分布范围广，实行的是多级管理，比如医政的管理是二级管理，而社区站的管理是三级管理，业务和系统的层次多、跨度大。此外，与其他业务相比，医疗卫生业务庞杂，有必要在物理网络中为多种应用搭建一个通用的逻辑网络平台，以便建立各种业务处理系统。

（5）建设基于健康档案的区域卫生信息网络平台时，应首先考虑采用 VPN 技术来建设逻辑业务网。利用 VPN 的主干交换机完成底层安全措施，既可防止其他业务系统用户未经授权进入和使用信息网络平台的信息资源，也可防止本系统用户进入其他业务逻辑网络。

一般而言，可选择专线组网、公网宽带组网和电话拨号组网三种组网方案。

1. 专线组网方案

专线组网方案主要是指分组交换网、DDN、帧中继（FR）、ATM 等专线连接方案。分组交换网的速率较低、租用费较高；DDN 速率较高、租用费高；FR 速率较高、租用费较低；ATM 速率较高、租用费最高。除费用和速率方面外，还需考虑接入的可靠性。

性能要求：

（1）应主要依托卫生行业现有主干网络平台（如公共卫生网、医保网等），组建区域卫生信息平台 VPN 专网；

（2）区域卫生信息平台数据中心网络接入带宽：10M 或 10M 以上；

（3）各接入点的网络带宽：2M 或 2M 以上；

（4）移动接点或单机接点可采用拨号方式通过互联网建立与区域卫生信息平台的 VPN 连接。

2. 公网宽带组网方案

全国各大城市已经建立了一个结构完整、技术先进、门类齐全、适度超前的基础通信网络体系。互联网宽带的普及，使能接入公网的各业务机构可方便地利用宽带连接与数据中心建立 VPN 网络。

性能要求：

（1）公网宽带网络；

（2）通过 ADSL 等宽带方式接入互联网，在公网上建立与区域卫生信息平台的 VPN 连接；

（3）区域卫生信息平台数据中心网络接入带宽：1M 或 1M 以上；

（4）各接入点的网络带宽：512K 或 512K 以上；

（5）移动接点或单机接点可采用拨号方式通过互联网建立与区域卫生信息平台的 VPN 连接。

3. 电话拨号组网方案

拨号连接的方式主要有两种：一种是 PSTN，即公用电话网；另一种是 N – ISDN，即窄带综合业务数字网。前者的速率低，使用的是模拟语音信道，覆盖面广，费用低；后者的速率居中，使用的是数字信道，覆盖面居中，费用中等。

性能要求：

（1）公用电话网或窄带综合业务数字网；

（2）各接入点通过电话线拨入到数据中心的 Modem 池，建立数据链路；

（3）区域卫生信息平台数据中心网络接入带宽：128K 或 128K 以上；

（4）各接入点的网络接入带宽：56K 或 56K 以上；

（5）移动接点或单机接点可采用拨号方式通过互联网建立与区域卫生信息平台的 VPN 连接。

第三章　安全保护

随着区域卫生信息化的发展和普及，各级区域卫生信息平台内信息的交换与共享程度越来越高，共享途径越来越多样化，平台内所汇聚的信息存储量也越来越庞大和复杂。在区域卫生信息化快速发展的同时，各平台间相互联通程度的深化对信息的隐私性构成了不小的威胁，平台内卫生信息安全与隐私的保护面临重大挑战。能否保证卫生信息安全与隐私，已经成为卫生信息化成败的决定因素。①

信息安全（information security）有广义和狭义两种定义。广义上的信息安全涵盖了从传统的计算机网络信息到任何可感知信息的安全保护相关的技术和理论，强调整个信息系统的稳定性和有序性。② 狭义上的信息安全则指的是计算机网络系统中硬件、软件及系统中的数据和信息受到保护，不因为自然或者人为的原因遭到破坏、更改、泄露和非法占用③，更侧重于对信息本身状态和转移状态的安全保护，包括信息的保密性、真实性、完整性、可控性（又称不可否认性）和可审计性（又称可问责性）。作为一个可信实用的信息系统，区域卫生信息化系统在实现基本业务、应用功能之外，还应该达到安全、可靠、稳定这三点安全要求。

第一节　风险分析

信息系统的风险分析包含了对信息和信息处理设施（资产）的威胁、影响和脆弱性三者发生可能性的计算与分析，这三个元素之间的关系是：资产作为实际存在的有价客体被脆弱性暴露给威胁，同时威胁针对脆弱性给资产带来影响，而威胁和脆弱性的增加都导致了资产安全风险的增加。因此，信息系统风险分析过程主要有：资产的识别和估价、威胁评估、脆弱性评估、风险分析和安全策略制定。

---

① 贾岩. 卫生信息化"防火"急配安全盾 [N]. 医药经济报, 2012 - 08 - 27（F04）.

② 谢莉琴, 代涛, 胡红濮等. 区域卫生信息化环境下信息安全与隐私保护策略研究 [J]. 中国数字医学, 2011（10）: 41 ~ 43.

③ 温海燕, 穆卫农, 胡华等. 区域卫生信息化环境下信息安全策略与实践 [J]. 中国卫生信息管理杂志, 2013（2）: 157 ~ 162.

一、资产识别和估价

资产作为风险分析的主要对象，代表了信息系统完整的组成部分，涵盖了物理资产、软件资产、数据资产和其他资产。

区域卫生信息化平台中最为重要的资产是数据资产。数据资产中所包含的信息主要分为以下几类：个人电子健康信息（如居民电子健康档案、电子病历等）、公共卫生信息、卫生管理信息和其他信息。无论是对患者个人、医疗服务人员、公共卫生人员还是卫生管理者来说，这些信息的安全保护都是极其重要的。这些业务信息遭到泄露、篡改、破坏后，不仅将侵害到上述几类利益相关者的合法权益，使个人和卫生机构的经济和信誉蒙受损失，甚至还有可能引发国家在经济、政治、军事、社会各个层面的安全问题。

（一）居民电子健康信息

资产属性：个人电子健康信息包括的内容有个人基本信息、健康信息和诊疗信息三部分。[1]

1. 个人基本信息

个人基本信息涵盖了姓名、性别、身份证号、婚姻及职业状况等基本信息。这类信息虽然不涉及个人的健康信息和诊疗记录，但具有高度的身份可识别性，即通过该类信息可以准确地对个人身份进行确认，甚至可以进一步获取其他个人信息及隐私。

2. 健康信息

健康信息指的是个人健康相关的状态信息，如身高、体重、血型、家族病史、药物过敏史等。该类信息多为静态信息，除了属于个人的健康隐私，更可能包含了某些涉及个人社会声誉、道德评价、心理认知等各个方面的敏感信息（如家族病史、性病史或精神类疾病史等）。这些信息一旦遭到泄露或更改，不仅会对医生的临床诊疗造成误导，更有可能对个人的社会地位和关系产生不利影响。

3. 诊疗信息

诊疗信息汇总了患者在任何医疗机构接受的一切医疗服务的记录总和，一般来说是需要不断更新和维护的动态信息，如检查结果、病程记录、手术同意书、手术记录、用药记录等。诊疗信息的意义和重要性在上述几类信息中最为突出：在医疗层面上，诊疗信息是医生作出临床决策、制订诊疗方案的基础和依据；在经济层面上，诊疗信息是医院进行医疗收费的凭据和医院财政监管体系的重要组

---

① 谢莉琴，代诗，胡江濮等. 区域卫生信息化环境下信息安全与隐私保护策略研究［J］. 中国数字医学，2011（10）：41～43.

成部分；在法律层面上，诊疗信息也是解决医疗纠纷、处理医疗事故的司法证据。

影响分析：居民电子健康信息是卫生信息化平台中内容最核心、数据量最庞大的信息组成部分，当数据的安全性遭到破坏时，将会带来以下后果：首先，个体普通居民电子健康信息的丢失、泄露或者更改将首先影响医务人员对患者病情的判断，降低医疗效率和质量，增加不必要的医疗支出，致使患者承受更多心理和生理上的负担，同时容易造成医患矛盾，甚至引发医疗纠纷事件。其次，普通居民电子健康信息的批量泄露也会影响国家战略和安全，[①] 某些恶意组织可能以一定患者信息为基础杜撰舆论，大肆夸大和渲染某地区的医疗安全问题，挑起政治事端。最后，在国际层面上，敌对国家或恐怖组织通过更大批量的居民健康信息可以分析其疾病谱，从而掌握某地方人群基因缺陷，进而制造生化武器或生物基因食品来影响国家安全和民族安全。

（二）公共卫生信息

资产属性：公共卫生信息是指以人群健康为基础，通过公共卫生监测体系获得的健康信息和公共卫生管理服务体系所产生的服务过程及组织系统结果的信息集合。[②] 公共卫生信息中的健康信息主要涉及食品安全、卫生疫情、地方性疾病、职业病等与公共卫生环境相关的多个层面。

影响分析：完整、可靠的公共卫生信息不仅是描述和评价人群健康指标的基础和预防医学开展的前提，更是国家和地区加强医疗监控、部署医疗资源分配和制定卫生事业长远发展战略的重要依据。因此，公共卫生信息的信息安全，更是关乎大众健康、生存安全以及社会稳定。[③] 公共卫生信息如果遭到篡改或删除，对地区甚至国家的卫生事业发展和改善都会造成一定程度的不良影响，一旦落入不法分子或敌对势力手中，甚至会成为影响社会安定、破坏民族团结的工具。

（三）卫生管理信息

资产属性：卫生管理信息指的是卫生行业与行政管理信息的总和。该类信息包括了各医疗机构的行政组成架构、人员配置、医院管理者的信息以及医疗纠纷和医疗事故记录等。

影响分析：卫生管理信息直接与医疗机构的利益相关，它的泄露不仅是对医疗机构和管理部门隐私的侵犯，更有可能会遭到篡改、曲解，从而误导和干扰群

---

① 温海燕，穆卫农，胡华等. 区域卫生信息化环境下信息安全策略与实践 [J]. 中国卫生信息管理杂志，2013（2）：157～162.

② 马家奇. 医改信息化公共卫生信息系统建设与应用 [J]. 中国卫生信息管理杂志，2011（3）：19～21.

③ 万美. 大数据时代的公共卫生信息安全 [J]. 医学信息学杂志，2014（12）：56～58.

众，造成管理部门和医疗机构的声誉和利益的损失，甚至会有不法分子借机针对执政能力和人权等方面恶意攻击我国政府，给国家形象抹黑，造成不必要的政府负担。

二、威胁评估

威胁是一种对系统、机构及其资产构成潜在破坏能力的可能性因素或事件，是攻击者可能具备的攻击手法，是客观存在并且不可能被完全改变或消灭的，任何有可能使信息系统变坏或者被攻击的事件都被看作信息安全威胁。威胁的分类方法有很多种，如按威胁结果分类可以分为身份欺骗、篡改数据、否认（或抵赖）、信息泄露、拒绝服务、特权提升六类。[①] 将威胁按照主体进行分类，可分为以下四类：

（一）系统合法用户威胁

系统合法用户威胁是由于系统合法用户操作不当（如操作错误、越权，甚至恶意操作）或者行为抵赖而产生的，即内部黑客威胁。该类威胁事件可能产生于区域卫生信息化系统的各个操作环节，其主体是医护人员、患者或医院管理者等不同的用户角色。

（二）系统非法用户威胁

系统非法用户的威胁，即外部黑客威胁，包括非法用户进行的身份假冒、密码分析、漏洞利用、拒绝服务、恶意代码、窃听数据、物理破坏、社会工程等一系列破坏信息系统安全性的手段和行为。

（三）系统组件威胁

系统组件威胁是由信息系统组件的非正常运行产生，如系统的意外故障、通信中断、软件系统瘫痪等。

（四）物理环境威胁

物理环境威胁是由自然状况或者硬件设备等物理条件异常产生的，包括自然灾害、人为灾难、电源断电等。[②]

---

① 高志民. 基于业务流程的信息安全风险度量方法研究［D］. 北京交通大学博士学位论文，IBM Redpaper，2012.

② 刘臣宇，李泽，李卫灵. 航材管理信息系统的风险分析及安全策略研究［J］. 计算机安全，2007（9）：56~58.

三、脆弱性评估

脆弱性指的是资产或者资产组中能被威胁利用的弱点，可能存在于物理环境、组织机构、业务流程、人员、管理、硬件、软件及通信设施等各个方面。与威胁一样，一旦信息系统的资产确定，其脆弱性就是资产所特有的属性，可以通过某种安全措施降低其脆弱程度，但不可能将其完全消灭。

四、风险分析

风险分析就是指对信息和信息处理设施的威胁、影响和薄弱点及三者发生的可能性的分析，也就是确认安全风险及等级和过程，包括对用户、计划、系统、软硬件环境、数据结构等方面进行的分析。风险分析的最终目的是控制信息安全风险，所以风险分析的结果，如资产评估、威胁评估和脆弱性评估中得到的信息是风险控制的识别、选择和依据。

五、安全策略制定

信息系统的安全重在防御。任何一个信息系统的安全，在很大程度上依赖于最初设计时制定的信息习用安全策略及相关的管理策略。不适当的安全防护，追求不切合实际的高安全性，不仅不能较少网络的风险，还可能造成大量的资金浪费，降低系统的效率，甚至还可能招致更大的风险。应对系统的成本、效率、风险等因素进行综合考虑，不能盲目地追求系统的零风险，不同用途的信息系统应有不同的安全要求，在对系统进行详细分析的基础上，应允许系统存在一定的可以接受的风险。

第二节　安全原则与安全等级保护制度

实现区域卫生信息化的信息安全，其本质就是需要通过各种技术手段和非技术手段来保障区域卫生信息化平台中的各类信息免受因自然或人为原因造成的窃取、破坏、篡改以及非法使用。[1] 为了实现信息保护的全面性、保证各利益相关者的合法权益不受侵害，在电子健康信息交换过程中，必须遵守以下几条信息安全和隐私保护的主要原则[2]：

---

[1]　英特尔（中国）有限公司. 区域卫生信息平台白皮书 [R]. 北京：英特尔（中国）有限公司, 2009.

[2]　Office of the National Coordinator for Health Information Technology. Nationwide Privacy and Security Framework for Electronic Exchange of Individually Identifiable Health Information [Z]. 2008 – 12 – 15.

一、安全原则

（一）自主保护原则

信息系统运营、使用单位及其主管部门按照国家相关法规和标准，自主确定信息系统的安全保护等级，自行组织实施安全保护。

（二）重点保护原则

根据信息系统的重要程度、业务特点，通过划分不同安全保护等级的信息系统，实现不同强度的安全保护，集中资源优先保护涉及核心业务或关键信息资产的信息系统。

（三）同步建设原则

信息系统在新建、改建、扩建时应当同步规划和设计安全方案，投入一定比例的资金建设信息安全设施，保障信息安全与信息化建设相适应。

（四）动态调整原则

要跟踪信息系统的变化情况，调整安全保护措施。由于信息系统的应用类型、范围等条件的变化及其他原因，安全保护等级是需要变更的。应当根据等级保护的管理规范和技术标准的要求，确定不同信息系统的安全保护等级；根据信息系统安全保护等级的调整情况，实施不同等级的安全保护。

二、安全等级保护制度

信息安全等级保护是对信息和信息载体按照重要性等级分级别进行保护的一种工作。我国信息安全等级保护广义上为：涉及该工作的标准、产品、系统、信息等均依据等级保护思想的安全工作；狭义上一般指信息系统安全等级保护，即对国家安全、法人和其他组织及公民的专有信息以及公开信息，和存储、传输、处理这些信息的信息系统分等级实行安全保护，对信息系统中使用的信息安全产品实行按等级管理，对信息系统中发生的信息安全事件分等级响应、处置的综合性工作。信息安全等级保护是当今发达国家保护关键信息的基础设施、保障信息安全的通行做法，也是我国多年来信息安全工作经验的总结。

2003 年，中央办公厅、国务院办公厅转发的《国家信息化领导小组关于加强信息化安全保障工作的意见》（中办发〔2003〕27 号）中明确指出了要实行信息安全等级保护。之后，国家安全保密管理部门陆续发布了信息安全等级保护的具体管理办法和技术要求。

2008 年 6 月，依据《中华人民共和国计算机信息系统安全保护条例》（国务院 147 号令)、《国家信息化领导小组关于加强信息安全保障工作的意见》(中办发〔2003〕27 号)、《关于信息安全等级保护的实施意见》(公通字〔2004〕66 号)和《信息安全等级保护管理办法》(公通字〔2007〕43 号),公安部和全国信息安全标准化技术委员会联合正式发布了《信息系统安全等级保护定级指南》(GB/T22240—2008)。

三、信息系统安全保护等级

《信息安全等级保护管理办法》规定,国家信息安全等级保护坚持自主定级、自主保护的原则。信息系统的安全保护等级应当根据信息系统在国家安全、经济建设、社会活动中的重要程度,信息系统遭到破坏后对国家安全、社会秩序、公共利益以及公民、法人和其他组织的合法权益的危害程度等因素确定。

根据《信息系统安全等级保护定级指南》标准条例,信息系统的安全保护等级分为以下五级:

第一级:信息系统受到破坏后,会对公民、法人和其他组织的合法权益造成损害,但不损害国家安全、社会秩序和公共利益。

第二级:信息系统受到破坏后,会对公民、法人和其他组织的合法权益产生严重损害,或者对社会秩序和公共利益造成损害,但不损害国家安全。

第三级:信息系统受到破坏后,会对社会秩序和公共利益造成严重损害,或者对国家安全造成损害。

第四级:信息系统受到破坏后,会对社会秩序和公共利益造成特别严重损害,或者对国家安全造成严重损害。

第五级:信息系统受到破坏后,会对国家安全造成特别严重损害。

四、区域卫生信息系统的安全等级

根据"确定信息系统安全保护的流程"对区域卫生信息系统的业务信息安全等级和系统服务安全等级进行评级。

(一) 业务信息安全等级的确定

区域卫生信息系统中所涉及的业务信息主要有居民电子健康信息、公共卫生信息和医疗管理信息等,一旦该业务信息安全遭到损害,会对公民、法人和其他组织的合法权益造成影响和损害,通常表现为:影响正常工作的开展,导致业务能力下降,造成不良影响,引起法律纠纷等。程度表现为严重损害,即工作职能受到严重影响,业务能力显著下降,出现较严重的法律问题,较大范围的不良影响等,由此可以确定业务信息安全等级为第二级。

(二) 系统服务安全等级的确定

区域卫生信息系统属于为国计民生、医疗建设提供服务的信息系统,是国家的医疗战略规划和发展方针的一部分。当系统服务遭到破坏时，将不仅对公民、法人和其他组织的合法权益造成侵害（影响正常工作的开展，导致业务能力下降，造成不良影响，引起法律纠纷等），更会对社会秩序公共利益造成侵害（造成社会不良影响，引起公共利益的损害等）。在优先考虑社会秩序和公众利益的前提下，可以确定系统服务安全等级为第三级。

信息系统的安全保护等级由业务信息安全等级和系统服务安全等级的较高者决定。因此，最终确定区域卫生信息平台安全保护等级应为第三级。

第三节　安全保护体系建设

为了达到区域卫生信息平台中的信息免受任何形式损害的安全目标，首先需要建立健全的信息安全保护体系来保证安全保障措施的顺利实施，英特尔（中国）有限公司在《区域卫生信息平台白皮书》中提出①，卫生化信息平台保障体系包含了信息安全战略、信息安全规范和标准、信息安全管理、信息安全运作和信息安全技术五个部分，并给出了信息安全保护体系建设架构，如下图所示：

信息安全战略		
信息安全运作	信息安全管理	信息安全规范和标准
	信息安全技术	

信息安全保护体系建设架构图

该架构反映了信息安全保护体系的设计应该以信息安全战略为顶层设计，以建立起内部安全审计和持续改进的管理机制的信息安全管理为中层设计，位于底层的信息安全技术则开发具体技术方案来满足技术层面的信息保护需求，信息安全运作与信息安全规范和标准贯穿信息安全保护实现的整个过程。

在具体实现方面，信息安全保护体系的建设需要从物理、网络、系统、应用、数据、管理等多个层面部署安全保障措施。我国前卫生部于2009年印发的

---

① 英特尔（中国）有限公司. 区域卫生信息平台白皮书 [R]. 北京: 英特尔（中国）有限公司, 2009.

《基于健康档案的区域卫生信息平台建设指南（试行）》指出①，信息系统的完整安全分为物理安全、系统安全、数据安全以及应用安全四个层次，每个层次都必须进行安全管理，贯彻和执行相应的安全标准，以实现"非法用户进不来，无权用户看不到，重要内容改不了，数据操作赖不掉"的总体安全原则。区域卫生信息安全保护体系的建设应该从这四个层面逐一落实。

一、物理安全

物理安全内容包括区域卫生信息平台构建和运行所需要的一切硬件设备和基础设施的安全，是整个区域卫生信息平台安全的基础保证。而中心机房作为区域卫生信息系统数据的最大载体，在各医疗机构的数据交换和共享中起到枢纽作用，同时承担着各平台数据存储、转化和挖掘等任务，其安全重要性在物理安全中尤为突出，应按照《电子信息系统机房设计规范》（GB50174—2008）的要求进行建设，并在审核达到国家标准后才可投入使用。其内容主要有：

（一）机房安全

机房安全包括选址安全和建筑安全两个方面。

机房的选址应该避开以下几类区域：①火灾高危区域；②有害气体来源区和易腐蚀、易燃、易爆物品存放地；③低洼、潮湿、落雷区域和地震多发地；④强振动源和强噪音源；⑤强电磁场；⑥建筑物高层或地下室，用水设备下层或隔壁；⑦重盐害地区。

机房的建筑安全需要从建筑结构和内部装修两方面进行构建：在建筑结构上，建筑地面应平整、光洁、防潮、防尘，建筑材料和结构应该具有耐久性，主体结构的抗震设防标准应等于或高于当地一般建筑抗震设防标准；在内部装修上，所有的装修材料应该满足防潮、吸音、不起尘、抗静电、抗辐射这几点要求，安装的活动地板应有稳定的抗静电性能和承载能力，同时具有耐油、耐腐蚀、柔光、不起尘等特性。

在选址和建筑两方面的规格都达标的前提下，中心机房还应该额外配备精密空调、防磁机柜等必要设施来维持机房的温度、湿度、电磁等环境状态，并安装完备的灭火系统，防雷、防盗报警装置，并提供良好的接地和供电环境，以便意外发生时能将损失的程度最小化。

（二）配电系统安全

配电系统的安全包括线路安全和电源安全。

---

① 卫生部办公厅关于印发《基于健康档案的区域卫生信息平台建设指南（试行）》的通知［EB/OL］．［2009 – 06 – 04］．http：//www. moh. gov. cn/mohbgt/s6693/200906/41031. shtml.

数据中心机房的配电应该使用专用可靠的供电线路，电线和电缆的进出口需要保持光滑，并安装一定厚度的保护套来防止损坏，使用的电缆应为耐燃铜芯屏蔽的电缆，计算机系统的各种走线不得与空调设备、电源设备的无电磁屏蔽的走线平行，应尽量以接近于垂直的角度交叉，并采取防延燃措施。计算机系统接地应采用专用地线。专用地线的引线应和大楼的钢筋网及各种金属管道绝缘。

计算机系统的供电应使用不间断电源（UPS），供电设备的容量需要具有一定的余量，尽量采用封闭式蓄电池，在使用半封闭或开启式蓄电池时，应设专用房间，房间墙壁、地板表面应做防腐蚀处理，并设置防爆灯、防爆开关和排风装置。对于核心设备应采用双电源进行接入供电。

（三）冗余技术容错安全

计算机容错技术是指计算机系统发生一定程度内的硬件或软件问题时，仍能保持正常工作而不影响运行结果的一种性能或措施。冗余技术则是计算机容错的基础技术，在物理安全层面上，区域卫生信息平台应该针对以下硬件物理设备的冗余进行安全处理：线路冗余、接入设备冗余、骨干网络冗余、关键服务器冗余、双机容错（热备份与冷备份）、冗余磁盘阵列（RAID）、UPS冗余和双总线冗余供电。同时，采用科学的网络布线将减少计算机冗余处理的压力，一是采用结构化布线，达到防干扰、抗雷击等基本要求；二是架构双链路冗余结构网络系统，实现冗余备份和链路的负载均衡。

（四）其他安全

其他物理层面的安全包括自然损害和人为损害两种。自然损害包括恶劣天气（如暴雨、暴雪、雷暴、沙尘暴等天气）和辐射、静电、鼠害等，该类损害的预防需要根据地区的实际情况配备防水管道、电磁波吸收装置、浪涌电压吸收装置、捕鼠或驱鼠装置等进行针对性处理；人为损害主要是人出于恶意的行为，或者是无意中的行为对系统物理安全产生的损害和威胁，该类损害的预防需要管理人员进行有力监管和控制，以预防和监督为主，并设立完备的补救措施。

二、系统安全

基于健康档案的区域卫生信息平台应具备性能完善的系统安全基础设备，包括网络防火墙、入侵检测、病毒防范、用户识别等信息安全软硬件系统，并设专人进行日常监督管理与更新。

利用防火墙在网络入口点检查网络通信，根据客户设定的安全规则，在保护内部网络安全的前提下，提供内外网络通信。

如何防范来自广域网上的安全威胁是本系统安全设计的重点所在。可以采取网络、单机相结合的方式来避免系统遭受计算机病毒的危害。一方面，利用网络防病毒软件来保护服务器，同时实现对网络病毒的监控、报警和实时清除。

通过对主客体进行正确的标识和标注，执行自主访问控制和强制访问控制混合的访问控制机制，保证授权访问的可控性。

（一）计算机本地平台安全

计算机本地平台的安全包括操作系统（包括 Unix、Linux、Windows 等系统）、网络协议和本地软件等的安全。

操作系统的安全主要通过安全性查杀系统、漏洞扫描、补丁升级等技术来进行维护：操作系统的安全性查杀需要定期进行，及时发现系统中的各种病毒、木马、蠕虫等安装在操作系统中的程序，在清除后需要对该类程序的来源和操作记录进行排查，充分保证操作系统平台的安全性；通过漏洞扫描系统对系统服务进行定期全面扫描，并实时关注和监控关键端口使用情况；及时安装系统服务提供的补丁，以防恶意操作者通过系统漏洞对系统进行攻击。在进行网络协议和本地软件的安装时，首先需要对软件进行安全性检查，不安装或使用盗版软件或来源不明的软件应用和 Web 程序，定期使用单机版防病毒软件对工作站进行扫描、杀毒，以消除病毒隐患，对于外来磁盘、软件、文件在使用前及时进行扫描、杀毒，从根本上切断计算机病毒的来源。

（二）网络安全

区域卫生信息平台的规模逐渐扩大，在实现其相互联通功能的同时，随之产生的还有一些恶意用户可能对数据进行非法操作的潜在威胁。防范来自内网和广域网的恶意访问、拦截或破坏，是网络安全保护的重中之重。

1. 部署卫生专网

通过租用专用网络建设国家级、省级、市级等卫生专网将各个医疗机构连接起来，保证关键网络节点与互联广域网物理隔离，核心信息的传递、重要文件的发送接收都只能通过卫生专网进行，专网内各接入点不得访问与业务无关的系统及站点，禁止在开放的互联网中进行数据交换。

2. 网络防火墙

区域卫生信息平台中的各类网络接口上都需要配备硬件防火墙，保证平台中每个内部网络（包括各级卫生专网、数据中心和各个医疗机构）都能避免外部不安全因素的干扰，防止外部网络用户未经授权的访问，从而稳定、持久、安全地运行。

防火墙具有的安全防护功能主要如下：使用透明代理模式，增加了网络的安全性，降低了用户管理的复杂程度；在 IP 分组、应用网关和电路网关采用三级过滤技术，层层把关提高防护水平；使用网络地址转换技术（NAT），对外界屏蔽内部网络结构，保持内部网络的稳定性；支持 Internet 互联网所有技术；使用安全服务器网络技术（SSN），对对外服务器进行分离独立保护；过滤不安全的服务；对系统提供访问控制；对内部网实行集中管理，采取集中认证策略；对用户身份进行鉴别；记录和统计网络利用数据以及非法使用数据；执行安全策略并实现审计和报警功能。

3. 病毒防范和入侵检测

网络环境中计算机病毒的产生和传播速度日益加快，这就要求区域卫生信息平台的病毒防护技术需要不断更新并比病毒更先进，还要根据病毒爆发情况进行实时的更新和维护，从而以最短的时间和最高的效率及时防范病毒的入侵，同时防病毒软件应有强大的日志和报表功能，使管理人员更有效地控制内网病毒防护和病毒爆发的状态。防病毒管理体系应在中央管理层、防病毒产品服务端层、防病毒产品客户机层三个层级设置对应的技术和安全保护原则。作为区域卫生信息化平台的病毒防范关卡，病毒查杀软件应该快速、及时，在防护部署上简便有效，对系统关键点实行集中管理并及时报警，针对各类网络安全情况及时升级和加固。

目前的入侵检测系统主要采用基于主机的实时入侵检测系统，主要防护的是来自内部的网络攻击，对网络的数据传输情况进行实时监视，当数据访问出现异常时，入侵检测系统会实时报错或者针对异常情况进行主动防护。

三、数据安全

区域卫生信息平台数据中心的数据是卫生应用关键性数据，不仅是各个系统进行正常运转的必备基础要素，更是区域卫生信息平台提供给科研、医疗和国家卫生发展的重要资源。因此，数据的真实性、原始性和完整性必须得到全面的保护，以保证数据的安全和隐私。由于这些数据均以一定的形式存储在数据库中，数据的安全性保护主要包含对数据库的及时备份和保证数据库应用操作的合法性两点。

（一）数据库备份措施

区域卫生信息平台需要建立完备的数据库备份体系，包括离线备份方案、在线备份解决方案、实施备份方案、数据恢复方案以及异地备份解决方案等。根据数据库类别和保护等级的不同给各个数据库设立不同的备份解决方案，并保证备份空间充足，备份质量高，在发生数据意外时能及时恢复备份并使系统尽快正常运转和工作。

（二）保证数据库操作的合法性

数据库的操作安全主要采取权限验证、数据加密和追溯操作痕迹三个方面进行把关。数据库的权限验证在工作站和操作员两个层面进行验证，对各类数据库的特权用户进行清理和规范；对关键数据的访问进行一定的加密处理，从加密角度对用户访问权限实施控制；采用应用数据安全审计的软件对数据的授权、查询、插入、修改、删除等各种操作进行动态监控和记录，保证数据库操作的合法性。

四、应用安全

应用安全指的是区域卫生信息平台在应用和操作中可能涉及的安全保护问题的总和。在区域卫生信息网络内，各个机构与区域数字中心都是通过"点对点"的形式进行通信，虽然机构间传递数据的安全性需求比较低，但是其所交换数据的法律效力要求是比较高的。[①] 应用级安全最核心的部分是构建成熟便捷的安全认证体系，包括统一身份认证、统一权限管理等，其系统软件和应用软件应具有访问控制功能，包括用户登录访问控制、角色权限控制、目录级安全控制、文件属性安全控制等。

五、统一身份认证

认证是由数字证书认证中心（Certificate Authority，CA）主要负责产生、分配并管理所有区域卫生信息平台用户个体所需的身份认证数字证书，CA 作为第三方机构具有权威性、可依赖性和公正性等特点，由区域卫生机构进行管理。[②]

CA 所发布的私钥数字证书在 PKI 应用系统中有着举足轻重的作用。在获取数字证书之前，用户需要经由医院管理部门对其进行资格初审，初审合格备案后再交由第三方 CA 机构制作数字证书，目前身份认证可以通过指纹特征码、人脸识别等生物识别技术配备数字证书关联的信息形成双重认证体系，从而形成一种安全级别较高的身份认证机制。

数字证书的认证需要在区域卫生信息平台的各个操作环节进行确认，从而解决用户的信任问题。采用数字证书进行统一身份认证有以下四点功能：

（1）信息的保密性；

（2）操作者身份的确定性；

（3）不可否认性：操作环节经过数字证书认证，具有认证记录，从而确保其真实性；

（4）不可修改性：操作环节不可修改，确保了其原始性。

六、PKI 加密

PKI（Public Key Infrastructure），即公钥基础设施，是一种遵循信息安全规范和标准的利用公钥加密技术为区域卫生信息平台的开展提供一套基础平台的技

---

① 刘剑锋，李刚荣．区域化电子健康档案安全交换的建设策略 [J]．重庆医学，2009（13）：1583~1585.

② 刘剑锋，李晴辉，李刚荣．基于健康档案的处方数字签名设计与实现 [J]．中国数字医学，2010（9）：20~22.

术和规范，它通过技术手段把重要的数据转换为乱码进行传送，到达目的地后再进行还原，是电子商务开展中较为常见的加密方式和技术。

七、数字签名的实现

数字签名是信息的发送者附加在数据单元上的一些数据，或者对数据单元进行某种加密，从而允许数据单元的接收者用以确认数据单元的来源及其完整性，并保护数据不被人伪造、窃取或修改。

安全保护体系的建设，除了从以上四个层面衍生的安全设备和技术外，更重要的是管理人员科学的管理方法和认真负责的监管态度。要达到区域卫生信息平台的安全目标，首先从领导班子到线上人员都要重视安全问题，提高对安全后果的认识，建立完善的管理制度和行之有效的系统运行和维护机制，在应急预案上进行全面准备和检查，将区域卫生信息系统的安全风险和故障后损失降到最低。总体来说，区域卫生信息化的安全建设中，应该做到卫生部统计信息中心主任孟群在中国卫生信息技术交流大会上所讲的几点：落实安全等级和保护制度；制定信息等级保护工作技术和管理规范；建立电子认证与网络信任体系；完善信息安全监控体系；完善信息安全应急预案和安全通报制度；加强信息系统数据灾备体制建设；提高信息基础设施和重要信息系统的抗攻击能力和灾难恢复能力。

第四章　新技术在区域卫生信息化中的应用

随着云计算、物联网（Internet of Things，IoT）、移动互联网、大数据等新一代信息技术在医药卫生领域的深入应用和实践，区域卫生信息平台建设已经不再是简单地完成软硬件配置、建立信息中心、实现相互联通、就诊记录和健康档案共享等信息工程，而是向云端集成化、大数据化与医疗卫生管理实践日益紧密结合的方向发展。[①] 新技术为区域卫生信息化建设注入了强劲的动力，也是我国优化卫生信息资源利用的突破口。牢牢抓住科学技术革新，同时规避其应用带来的潜在风险，是我国区域卫生信息化建设向更高层次发展必须认真应对的两大内容。

第一节　云计算的概念与应用

一、云计算的概念

云计算并非一个全新的概念。20 世纪 60 年代，计算机先驱 John McCarthy 曾预言："未来的计算资源能像公共设施（如水、电）一样被使用"，这是云计算的雏形。[②] 2006 年，谷歌公司（Google）在其"Google101 计划"中第一次提出云计算的相关概念和理论。2007 年 10 月，IBM 与 Google 在计算机领域开始合作，标志着云计算真正作为一种信息技术问世。由于云计算的发展理念符合当前绿色计算与低碳经济的思想，政府在云计算的发展中起到了重要的推动作用。2011 年美国发布《联邦云计算战略》，规定云计算项目优先于所有其他联邦政府项目，预计美国联邦政府 800 亿美元的年度 IT 预算中的 25% 可以用于发展云计算项目。随后，英国、日本和德国等纷纷开展云计算的相关研究。我国关于云计算的研究和应用经过多年的发展，已经进入比较成熟的阶段。2010 年 10 月，工业和信息化部、国家发改委联合印发《关于做好云计算服务创新发展试点示范工作的通知》，在北京、上海、深圳、杭州、无锡五个城市先行开展云计算创新发展试点示范工作，并进一步明确了国家发展云计算的总体思路和战略布局，即

① 黄兰秋. 基于云计算的企业竞争情报服务模式研究 [D]. 南开大学博士学位论文，2012.

② Vaquero L. M.，Rodero Merino L.，Caceres J.，et al. A Break in the Clouds：Towards a Cloud Definition [J]. *Acm Sigcomm Computer Communication Review*，2009，39（1）：50 - 55.

政府推动云计算发展。目前，无论是国外还是国内，云计算都取得了前所未有的发展，云计算相关产品与服务遍地开花，云计算服务于各行各业。①

由于云计算技术和策略的不断发展以及不同云计算之间的差异性结构，导致云计算到目前仍然没有一个统一的概念。国内外关于云计算的观点较为典型的主要有以下几种。学者 Luis M. Vaquero 等在 2008 年给出了一个集各家大成的关于云计算的概念：云是一个易于利用和访问的大型的虚拟资源池，可根据变化的负载规模对资源池中的资源进行动态配置。通常云上的资源是按照使用量收费，并由基础设备提供商通过服务水平协议（Service Level Agreement，SLA）保证其服务质量。② 加州大学伯克利分校在《伯克利云计算白皮书》中对云计算给出了定义：云计算包含互联网上的应用服务以及在数据中心提供这些服务的软硬件设施，互联网上的应用服务一直被称为软件即服务（Software as a Service，SaaS），而数据中心的软硬件设施就是我们所说的云（Cloud）。③ IBM 公司提出，云计算是一种新型的计算模式：通过互联网把 IT 资源、数据、应用作为服务提供给用户；云计算也是一种基础架构管理的方法论，大量的计算资源组成 IT 资源池，用于动态创建高度虚拟化的资源提供用户使用。④ 加拿大标准协会（CSA）认为，云是由"资源池"化的计算、网络、信息和存储等组成的服务。这些服务和组件可以迅速设置和部署，并且可以迅速扩充或缩减，提供类似效用计算的按需分配和消费模式。⑤ 目前学术界较为认可的定义是由美国国家标准与技术研究院提出的：云计算是一种按使用量付费的模式，这种模式提供可用的、便捷的、按需的网络访问，进入可配置的计算资源共享池（包括网络、服务器、存储、应用软件、服务资源等），这些资源能够被快速提供，只需投入很少的管理工作，或与服务供应商进行很少的交互。⑥

从产业层面来看，IT 产业界普遍认为云计算具有巨大的应用和市场前景，它将成为 IT 产业的下一个重要增长点。目前主要的参与者包括国外的 IBM、Google、Amazon、Yahoo、Microsoft 等公司，国内的华为、中国移动、百度、阿里巴巴等公司，它们投入巨资构建和部署各自的云计算平台，并先后发布了各自的云计算平台、产品和解决方案。

---

① 黄兰秋. 基于云计算的企业竞争情报服务模式研究［D］. 南开大学博士学位论文，2012.

② Vaquero L. M.，Rodero Merino L.，Caceres J.，et al. A Break in the Clouds：Towards a Cloud Definition［J］. *Acm Sigcomm Computer Communication Review*，2009，39（1）：50 – 55.

③ Armbrust M.，Armando Fox，Rean Griffith，et al. Above the Clouds：A Berkeley View of Cloud Computing［R］. Berkeley：Electrical Engineering and Computer Sciences University of California，2009.

④ Elisabeth Stahl，Lydia Duijvestijn，Avin Fernandes，et al. Performance Implications of Cloud Computing［R］. IBM Redpaper，2012.

⑤ Security Guidance for Critical Areas of Focus in Cloud Computing V2. 1［R］. Cloud Security Alliance，2009.

⑥ Mell P.，Grance T.. The NIST Definition of Cloud Computing［J］. *Communications of the ACM*，2010，53（6）：50.

从应用层面来看，随着云计算在商业技术上的成功，国内外涌现了大量的应用案例和模式，应用研究主要集中于 IT、制造和教育行业，对其他地区和领域发展云计算具有较强的借鉴意义。比较成熟的云计算业务和应用包括 Google 的 App Engine、Amazon 的弹性计算云 EC2 简单存储服务、微软的 Azure 云平台以及 IBM 的"蓝云"等。

从技术支撑层面来看，云计算是并行计算、分布式计算和网格计算等概念的发展及其商业实现模式，其核心概念是引入了虚拟化（Virtualization）等关键技术。云计算是众多已有计算机概念混合演进的结果，其所涉及的关键技术已经比较成熟，在虚拟化、分布式等相关技术基本成熟的基础上，云计算需要解决的问题就是如何对海量分布式 IT 资源进行集成共享，即统一管理、配置、监控大规模服务运营所需的计费管理、网络管理、网络互连、网络安全和服务管理等多层次多方面的技术。①

总的来说，云计算的核心思想是对大量用网络连接的计算资源进行统一管理和调度，构成一个计算资源池向用户提供按需服务。其基本原理是利用非本地或远程服务器（集群）的分布式计算机为互联网用户提供服务（计算、存储、软硬件服务）。②

二、云计算对区域卫生信息化发展的意义

随着云计算的迅速发展，其自身蕴含的价值在医疗信息化过程中也得到体现，它减轻了医疗机构的负担，使医疗机构把精力投入到其核心业务上。医疗卫生信息化发展的关键在于以患者为中心实现信息的共享、流动与智能运用。区域卫生信息化的核心是实现电子健康档案和电子病历的共享，而健康档案和电子病历在特定的几家医院间建立传输其实并不困难，通过系统间的接口完全可以实现，但是要实现区域内几十家医院和上百个社区之间的相互联通，通过点对点的接口方式基本是不可能的。③ 因此，一个合理的方法就是把医疗信息传输并存储到一个平台上，而任何需要的机构或单位再从平台上获取，把点对点的问题变成多对点的问题，即建立一个集成平台。云计算所提供的各种虚拟化服务，可以很好地解决现阶段所存在的问题。④

云计算的智能管理算法和整合开发设计，为解决医疗信息化建设中信息资源的综合开发提供了崭新的思路。基于云计算的区域卫生信息系统管理方便、投资

---

① 李包罗，李皆欢．中国区域医疗卫生信息化和云计算［J］．中国数字医学，2011，6（5）：19～23.

② 陈云忠，曹定舟，许源．浅析基于云计算的区域卫生信息系统的构建［J］．中国医疗设备，2011（9）：57～60.

③ 李包罗，李皆欢．中国区域医疗卫生信息化和云计算［J］．中国数字医学，2011，6（5）：19～23.

④ 周迎，曾凡，黄昊．浅谈云计算在医疗卫生信息化建设中的应用前景［J］．中国医学教育技术，2010，24（4）：350～353.

灵活、易扩展，对基层医疗单位技术人员要求低，适合我国当前卫生信息发展情况以及正在进行的医疗体制改革。充分发挥云计算的特点优势，迅速构建起以国家为主导、各省级为主要区域平台的卫生信息化系统，对提升我国医疗系统信息化水平，提高医疗服务质量，实现为群众提供安全、有效、方便、价廉的医疗卫生服务的总体目标具有重要意义。

云计算还带来了一种富有创新性的医疗信息化建设模式。中国的基层医疗机构信息化所面临的巨大挑战，可采用这种模式。首先，基层医疗机构是整个医疗体系中最为薄弱的环节，信息化需求强烈，固有的信息系统少，基层医疗机构的系统与大型医院相比相对简单，比较容易进行标准化建设，具有后发优势，比较适合进行大刀阔斧的变革。其次，新医改政策的推行对基层医疗机构有很多标准化的业务及管理要求，云计算模式从客观上也提供了一个进行标准化建设的外部环境。[①]

三、云计算在区域卫生信息化中的应用

在我国的信息化建设中，基础网络建设已取得很好的成果，基层医疗卫生机构受限于人才和资源不足，可考虑放弃自建系统，由上级单位构建集中的云计算平台，或由更专业的云计算服务提供商通过网络提供更高质量、更可靠和更成熟的信息服务。通过这种方式，医疗机构能以更少的投入，获得更加稳定、可扩展、灵活的 IT 服务。其中，云计算正是实现信息服务的关键。基于云计算构建的区域卫生信息化的应用主要包括：区域卫生信息平台、居民健康卡、公共卫生、基层医疗卫生、新农合管理、医疗服务、综合管理、药品招标采购监管平台等，通过几乎包含全方位医疗卫生服务的众多的业务应用，构建区域统一、高质量的医疗卫生服务。

（一）建立动态的居民电子健康档案

依托云计算的深度数据处理能力，整合各医疗卫生机构的数据，借助居民健康卡，将生命阶段、健康和疾病问题、卫生服务活动作为三个维度，囊括各种健康相关因素，构建居民健康档案，并实现多渠道信息动态采集，及时更新、补充、完善，实现"多档合一""活档活用"，为区域医疗卫生信息联动提供数据基础。

（二）实现一体化的区域卫生服务体系

依托基于云计算的区域卫生信息化对医疗卫生机构信息系统的整合，以健康

---

① 马鸣，童振. 云计算模式区域医疗卫生信息化平台建设探索 [J]. 医学信息学杂志，2013 (1)：19～24.

为中心、家庭为单位、基础社区为范围、需求为导向，通过居民健康档案在各医疗卫生机构中的共享协同，实现服务功能，满足个人及家庭基本医疗卫生服务需求，提高全民健康水平和生活质量。

（三）打造"共享协同"医疗服务模式

云计算的应用将为医院和患者节约大量时间，并实现真正的资源共享，以改善现有信息资源孤立的状况，形成医疗信息大联合的景象，从而将整个社会的医疗资源和各种医疗服务，如医院、专家、远程服务、社会保险、医疗保险、社区医疗、药品供应厂商、数字医疗设备供应商等，通过"云"连接在一起，实现全面整合医疗信息资源，提升整体医疗水平和效率的目标。[①]

（四）提高卫生决策和应急指挥能力

整合区域内各医疗卫生业务系统数据，借助云计算的强大数据处理能力，对全区域海量数据进行数据挖掘和深入分析，实现医疗卫生业务综合查询、统计分析与实时业务监管，构建各种趋势模型与预警模型，为卫生行政管理部门和决策部门提供辅助决策工具以及应急事件监测和指挥调度工具。

（五）提供全程居民健康服务

以整合构建的居民健康档案为数据基础，采用门户技术，搭建起以居民为中心的一站式健康服务体系，为居民提供健康咨询、健康监测与评估、自我健康管理等服务。[②]

四、云计算在医疗卫生信息化中的应用

云计算在区域卫生信息化中的应用不仅体现在宏观层面，还体现在能够为医疗卫生信息化建设提供具体服务。

（一）在线软件服务

在线软件服务是软件即服务的一种典型的应用。在此应用中，医疗卫生信息建设过程中所需要的软件不需要一次性购置，大大减少了建设成本。[③] 对医院来说，云计算服务商所提供的统一在线软件服务几乎能够支持医院要完成的任何类型的医疗软件应用，并可进行软件即时更新、在线维护。各医院除了可以根据自己的需要定制不同的应用软件外，还可以分享由大量系统连接在一起所形成的基

---

① 周迎，曾凡，黄昊. 浅谈云计算在医疗卫生信息化建设中的应用前景 [J]. 中国医学教育技术，2010，24（4）：350~352.

② 全宇，剑非，郭启勇. 构建区域协同医疗平台的探讨 [J]. 中国医院管理，2009，29（6）：3~4.

③ 王鹏. 走进云计算 [M]. 北京：人民邮电出版社，2009.

础设施。这种服务大大降低了现阶段医院在支付软件许可上的费用，只在需要服务时才支付服务费用；还能使医院信息化建设的技术标准得到完善与统一，以解决现阶段各医院信息系统良莠不齐、技术标准不统一等问题。同时，由于现阶段部分行业软件的安装运行需要较高性能计算机设备的支持，因此医院必须对计算机硬件设备加大投入。该服务降低了对医院计算机设备的硬件需求，只需一台装有浏览器的笔记本电脑或者一部可以上网的手机，就可以通过各种软件应用高效、快速地获取相应的医疗信息。

（二）硬件租借服务

由云计算服务商提供的硬件租借服务，可实现服务器的统一管理维护，减少医院维护成本。按需租借也在一定程度上缓解了因为数据量的增大而需要对数据库服务器进行扩容的紧迫性；能够大大减少医院对相关基础设施的成本开支。这些成本的降低，将大大减轻小型医院进行 IT 维护的负担，从而降低医疗卫生信息化建设的门槛，更有利于改善医疗卫生信息化建设不普及的现状。

（三）计算分析服务

云计算服务商所提供的计算分析服务，能够运用其本身超大规模的计算来提高对海量的医疗相关数据的分析能力与深度发掘利用水平，在海量的数据中找到它们的关联规则并对其进行精加工和深度利用，为各级医疗机构、医院和临床一线提供更加全面、准确的数据，从而改善现有医疗机构及医院对医疗数据的简单收集和整理的现状，以及为从业医师提供大量科学数据来支持其高效率、高质量的诊断，进而有效提高医疗质量，更可以有效限制医疗费用的攀升。

（四）云存储服务

云存储是指通过集群应用、网格技术或分布式文件系统等功能，将网络中大量各种不同类型的存储设备通过应用软件集合起来协同工作，共同对外提供数据存储和业务访问功能的一个系统。[1] 由云计算服务商所提供的数据存储服务，构建医疗信息整合平台，将医院之间的业务流程进行整合，医疗信息资源在医院间得到必要的共享，特别是在查找与获得外部信息（如其他医院中的特色专科）和将患者在医院间转诊时，通过医疗信息整合平台，将患者信息整合收集和存储，并添加到电子健康档案中，方便其他医院获取信息。构建广阔的医院网络，改变医院以独立单位形式管理、资源利用不充分的现状，把医院从信息孤岛中解救出来，使医疗信息资源和患者信息在医院之间有效流动，从而改变因信息无法

---

① 罗雪琼，陈国忠，饶从志等．论云计算及其在医疗卫生信息化中的应用［J］．现代医院，2012（11）：4～7.

共享导致的就诊和转诊时手续烦琐、重复检查、耗时、费钱、耗精力的现状，提高医院管理患者在医院间转诊的能力。

综上所述，随着我国卫生信息化进入区域卫生信息化建设阶段，医疗卫生机构需要寻求新的建设模式来改变原来分散建设所致的系统孤立、系统质量差、投资成本高、建设周期长以及信息准确性、可靠性低等一系列问题。而基于云计算模式进行的区域卫生信息化建设则具有明显的优势，有助于加强系统间联系、降低建设和管理成本、提高资源的利用率、提供更高的可靠性和稳定性、具备更高的海量数据处理能力，从而推动区域卫生信息化更快更好的发展。因此，基于云计算的区域卫生信息化建设，是卫生信息化发展的方向。[①]

第二节　物联网的概念与应用

一、物联网的概念

"物联网"被称为继计算机、互联网之后，世界信息产业的第三次浪潮。其最早是在 1999 年由麻省理工学院 Auto – ID 等学者提出的，他们认为物联网是将所有物品通过射频识别技术（特别是 RFID）等传感设备与互联网连接起来，实现智能化识别和管理的网络。2005 年国际电信联盟（ITU）发布的题为"ITU Internet Reports 2005：The Internet of Things"的年度报告，引起了世界各国的广泛关注，该报告从功能与技术两个角度对物联网的概念进行了解释。[②] 从功能角度，"世界上所有的物体都可以通过因特网主动进行信息交换，实现任何时刻、任何地点、任何物体之间的互联、无所不在的网络和无所不在的计算"；从技术角度，"物联网涉及射频识别技术（RFID）、传感器技术、纳米技术和智能技术等"。可见，物联网集成了多种感知、通信与计算技术，使得人与人、人与物、物与物之间形成了一种新的交流方式，最终将人类社会、信息空间和物理世界（人—机—物）融为一体。[③] 2008 年，IBM 提出了"智慧地球"发展战略，旨在把 IT 前沿技术应用到各行各业之中，把传感器嵌入和装置到全球的电网、铁路、公路、桥梁、建筑、供水系统等物体中，并通过互联形成物联网，然后通过超级计算机和云计算技术，对海量的数据和信息进行分析与处理，将"物联网"整合起来，实施智能化的控制与管理，从而达到全球的"智慧"状态，最终实现

---

① 王鑫，李亚，王鹏等. 云计算在区域卫生信息化建设中的重要意义及应用 [J]. 社区医学杂志，2013（15）：14 ~ 16.

② ITU Internet Reports 2005：The Internet of Things [R]. International Telecommunication Union，2005.

③ 陈海明，崔莉，谢开斌. 物联网体系结构与实现方法的比较研究 [J]. 计算机学报，2013（1）：168 ~ 188.

"互联网 + 物联网 = 智慧地球"①②。2010 年我国政府工作报告中对物联网的注释为：物联网是指通过信息传感设备（射频识别 RFID、红外感应器、全球定位系统、激光扫描器等），按照约定的协议，把任何物品与互联网连起来，进行信息交换和通信，以实现智能化识别、定位、跟踪、监控和管理的一种网络。它是在互联网基础上延伸和扩展的网络。

物联网的概念一经提出，由于其具有全面感知、可靠传递、智能处理等特点，得到了美国、日本、英国等国家的认同，并积极投入研究与实验。2008 年，IBM "智慧地球" 发展战略一经提出，美国政府开始投资新一代智慧型基础设施，并将新能源与物联网列为振兴经济的两大重点科学技术；2009 年，欧盟发布 *Internet of Things—An Action Plan for Europe*，提出了包括监管、隐私保护、芯片、基础设施保护、标准修改、技术研发等在内的 14 项保障物联网加速发展的技术③；日本也提出了 I – Japan 计划，将物联网规划为四项重大战略之一④；同时，韩国的 u – IT839 战略中三大基础建设的重点之一也是物联网⑤；2011 年 7 月，我国科学技术部发布了《国家 "十二五" 科学和技术发展规划》，将物联网作为新一代信息技术纳入国家重点发展的战略性新兴产业，同时将物联网列入 "新一代宽带移动无线通信网" 国家科技重大专项中⑥。

随着技术的发展，物联网的内涵也在发生巨大的变化："物"不再限于一般的物理实体，而是包括了所有事物甚至是应用系统；"网"也不仅仅是 Internet，而是能够互联的各类信息网络，包括互联网、移动网、无线传感网等各种网络。当今的物联网是物物相连的互联网。这有两层意思：其一，物联网的核心和基础仍然是互联网，是在互联网基础上延伸和扩展的网络；其二，其用户端延伸和扩展到了任何物品与物品之间，进行信息交换和通信，也就是物物相息。物联网通过智能感知、识别技术与普适计算等通信感知技术，广泛应用于网络的融合中。⑦

二、物联网对区域卫生信息化发展的意义

物联网应用于卫生领域有其特有的优势，李兰娟院士在 "国家数字卫生战

---

① IBM. Conversations for a Smarter Planet ［R］. 2009.

② 何文娜. 大数据时代基于物联网和云计算的地质信息化研究 ［D］. 吉林大学博士学位论文，2013.

③ Internet of Things—An Action Plan for Europe ［R］. 2009.

④ I – Japan Strategy 2015 ［R］. 2009.

⑤ 韩国通过《物联网基础设施构建基本规划》［EB/OL］. ［2015 – 10 – 21］. http：//www. ccidnet. com/2009/1019/1913995. shtml.

⑥ 陈海明，崔莉，谢开斌. 物联网体系结构与实现方法的比较研究 ［J］. 计算机学报，2013（1）：168 ~ 188.

⑦ 2014 年物联网产业链现状分析 ［EB/OL］. ［2014 – 11 – 20］. http：//www. netofthings. cn/Guo-Nei/2014 – 11/3553. html.

略与物联网应用"的主题演讲中，用"五个最"总结了物联网的好处——"物联网医疗应用有利于患者利用最低的医疗费用、最短的医疗时间、最少的中间环节，获得最佳的医疗效果、最满意的健康服务"。此外，物联网有利于推进卫生体制改革、提高医疗卫生的公共服务和保障能力、缓解医疗资源短缺和突破医疗资源共享的瓶颈。[1]

在区域卫生信息化的时代，应用软件要连接的已经不再是另外一个应用软件，而是直接要去连接患者、医护人员、移动设备、医疗设备、保健设备以及各种各样的传感器，使得医疗卫生系统真正实现智能化一体化，为患者和医务人员带来了便捷、高效、安全。就如 IBM 在"智慧的医疗"中所说，我们需要"更透彻的感知""更全面的互联互通""更深入的智能化"。[2] 物联网通过无线网络实现患者与医务人员、医疗机构、医疗设备间的互动，帮助医院实现对人的智能化医疗和对物的智能化管理工作，实现数字化健康管理，构建这样的医疗系统对于民生建设具有重大意义。[3]

三、物联网在区域卫生信息化中的应用

随着物联网技术的发展，物联网在医院智能化管理、远程监护、药品及器械管理、社区健康管理等方面发挥越来越重要的作用。

（一）医院智能化管理

1. 患者就诊信息管理

在患者就诊时，结合个人健康档案，配发相应的 RFID 腕带。在特殊情况下（比如患者昏迷、精神患者、智障患者），医护人员可以方便地通过 RFID 腕带获取患者个人信息（既往病史、接受检查、用药记录、药物过敏）等，为进一步开展医疗急救和医护救助提供帮助。

2. 患者动向追踪

在临床上通过把非住院患者在院外的信息汇集到医院系统里，通过物联网进行诊断和处理。如果患者属于一个普通的病例可以直接指导他怎样治疗；对高危的患者，比如说一些频发的室性早搏失速患者，非常有必要及时入院，因为他们可能会出现更大的危险和风险。物联网的出现，解决了很多类似问题。

3. 移动护理

护理人员可以通过读取 RFID 腕带信息对患者身份进行识别，通过查看生命体征记录、诊疗信息、医嘱、用药记录等，确认患者是否有异常状况出现、医嘱是否按时正确执行，实现动态实时的护理服务。采用移动护理系统，医护人员能

---

① 王青. 物联网在医学领域的应用［J］. 医学信息（上旬刊），2011（4）：1862～1863.

② 徐春华. 物联网背景下医疗卫生信息化产业发展［J］. 中国信息界（e 医疗），2010（3）：33.

③ 周路菡. 医疗物联网发展五大难题［J］. 新经济导刊，2014（9）：47～53.

更简便地获取、录入患者各种医疗数据的信息，大大优化了护士的工作流程。

通过 RFID 腕带的跟踪定位功能，结合 GIS 系统，护理人员可以观测到患者的位置，从而实现对患者实时状态监护，保障住院患者安全。当患者离开医院规定的安全范围时，RFID 腕带会向护理人员发送报警信号，这样可以避免某些智障患者或老人离开医院而走失。

4. 用药管理

通过在取药、配药过程中加入防误机制，在处方开立、调剂、护理给药、患者用药、药效追踪、药品库存管理、药品供货商进货、保存期限及保存环境条件等环节实现对药品制剂的信息化管理，确保患者用药安全。药品上的智能标签可以告诉患者所需服用的必要剂量、保质期以及使用说明书。如果再配置一个智能药箱，就可以读取药品上的智能标签，在恰当的时间提醒患者用药，并监督患者正确遵从医嘱。

（二）远程监护

国务院 2011 年 7 月 1 日下发了《国务院关于建立全科医生制度的指导意见》，明确了到 2020 年基本实现城乡每万名居民有 2～3 名合格的全科医生。而随着老龄化社会的到来，老年人日常看护、慢性病或特殊疾病（如糖尿病、癌症、冠心病、中风、慢性障碍性肺病、认知障碍、老年痴呆症等）监护等将占用和耗费大量的医疗资源。[①]

基于物联网技术的远程监护系统，可以通过各种感知监控模块，将各种重要的生命特征信息通过多种通信网络实时传输到中央监控数据平台上，然后进行信息存储、数据分析、智能决策等处理。当捕捉到指标异常变化后，提醒医护人员及时作出相应的处理。

基于物联网的远程监护系统，可以协助医护人员随时随地了解患者情况，及时果断地采取多种处理措施。物联网技术在远程看护中的应用，可以达到减轻医护人员工作强度、改进治疗方案、提醒患者用药、预约医护人员上门服务、减少看护费用等多方面的目的，有利于提高全科医生服务水平，为群众提供连续协调、方便可及的基本医疗卫生服务，适应人民群众的基本医疗卫生服务需求。

（三）药品及器械管理

通过在药品上附加智能的标签，可以将药品名称、品种、产地、批次及生产、加工等信息都存在 RFID 中，然后通过各个环节中使用各种传感设备随时获取药品的状态参数，记录药品的运输、存储等环节，从而实现对药品持续的全流

---

① 国务院关于建立全科医生制度的指导意见 ［EB/OL］. ［2011-07-01］. http://www.gov.cn/zwgk/2011-07/07/content_ 1901099. html.

程跟踪和监控，以便在药品运输环境发生变化（药品拆封等）时及时采取措施。另外，通过对药品的跟踪以及药品的电子族谱，有助于有效地甄别假冒伪劣药品，防止药品供应中可能出现的欺诈行为。

通过在医疗器械上添加 RFID 标签，可以对设备型号、生产、分发、位置、使用、回收等信息进行记录。当发生医疗设备损坏、植入人体设备故障等情况时，还可及时告警，并进行全程追溯。[①]

（四）社区健康管理

物联网在社区的应用对加强居民健康管理工作具有重要意义。在健康档案方面，加强了社区工作人员与居民的互动。以往健康档案的建立常常是自下而上单向收集，居民只是被动地向社区工作人员提供资料，却无法得到自己关心的信息。而在物联网时代，居民可以在任何一个计算机终端登录自己的健康账户，了解自身的健康情况及以往的就医经历，查看相应的生活行为指导方案，或将自己的需求反馈给社区工作人员，进行线上交流。社区工作人员可以通过网络解答居民疑问、为有需要的患者转诊，并向不同的人群发布差异化的保健信息，贴近居民生活，传递健康观念。在社区档案方面，有助于社区的传染病监控工作。工作人员通过网络，可以快捷地向上级卫生部门汇报传染病病例、向社区居民报道疫情流行的最新趋势，并与定点医院建立即时联系，提高对突发疫情的应对能力。

物联网技术在卫生信息化建设中有着广泛的应用。运用物联网构建"电子医疗"体系，可以改善公众医疗尤其是弱势群体的医疗卫生条件，推进公共医疗服务均等化，可以给医疗服务领域带来更多的便利。物联网的应用有助于提高医疗系统的智能化，使得有限的医疗资源得到最大化的利用，从而为缓解"看病难，看病贵"提供一个切实可行的解决方法。[②]

第三节　移动互联网的概念、意义与应用

一、移动互联网的概念

早在 20 世纪末，移动通信的迅速发展就大有取代固定通信之势。与此同时，互联网技术的完善和进步将信息时代不断往纵深推进，移动互联网就是在这样的背景下孕育、产生并发展起来的。移动互联网通过无线接入设备访问互联网，能够实现移动终端之间的数据交换，是计算机领域继大型机、小型机、个人

---

① 谢桦，蔡铁明，陈春妍等．上海市卫生系统物联网应用发展研究［J］．中国卫生资源，2010，13（5）：233~236.

② 赵飞，杨慧清，何祺等．浅论物联网技术在卫生信息化中的应用［J］．中国卫生信息管理杂志，2011（3）：22~26.

电脑、桌面互联网之后的第五个技术发展周期。① 作为移动通信与传统互联网技术的有机融合体，移动互联网被视为未来网络发展的核心和最重要的趋势之一。

移动互联网，就是将移动通信和互联网两者结合为一体，是互联网的技术、平台、商业模式和应用与移动通信技术结合并实践的活动的总称。② MBA 智库认为移动互联网的定义有广义和狭义之分。③ 从广义上讲，移动互联网是指用户利用手机、平板电脑以及笔记本电脑移动终端设备通过移动通信接入互联网，使用互联网提供的各种服务；而狭义的移动互联网一般指的是用户利用智能手机终端通过无线通信的方式，使用互联网提供的服务。④ 认可度比较高的定义是中国工业和信息化部电信研究院在 2011 年的《移动互联网白皮书》中给出的："移动互联网是以移动网络作为接入网络的互联网及服务，包括三个要素：移动终端、移动网络和应用服务。" 该定义将移动互联网涉及的内容主要概括为三个层面，分别是：①移动终端，包括手机、专用移动互联网终端和数据卡方式的便携电脑；②移动通信网络接入，包括 2G、3G 甚至 4G 等；③公众互联网服务，包括 Web、WAP 方式。移动终端是移动互联网的前提，接入网络是移动互联网的基础，而应用服务则成为移动互联网的核心。

移动通信技术因具有移动性、自由性、不受时间与地点限制等特性，产生了大量新型的应用，这些应用与终端的可移动、可定位和随身携带等特性相结合，为用户提供个性化的、与位置相关的服务，对人们的生活和思维方式有着深远的影响。移动互联网相比于传统固定互联网的优势在于实现了随时随地通信和获取服务，具有安全、可靠的认证机制，能够及时获取用户及终端信息，业务端到端流程可控等。⑤ 4G 时代的开启以及移动终端设备的普及为移动互联网的发展注入巨大的能量，移动互联网产业也迎来了飞速发展的时期。因此，如何将移动互联网与区域卫生信息化建设相结合，实现不受信息源和用户访问位置限制的同时，以统一的标准向用户提供无处不在的个性化信息网络服务，是目前的一个研究热点。

二、移动互联网对区域卫生信息化发展的意义

随着移动通信产品和技术、远程及网络交流平台等基础设施的日益完善，实现移动医疗服务功能所需要的硬件设施和技术业已具备。与此同时，人们收入水

① 罗军舟，吴文甲，杨明. 移动互联网：终端、网络与服务［J］. 计算机学报，2011（11）：2029～2051.

② 姜姣娇，赵涛，张晨曦. 基于移动技术与网络技术融合的医疗信息系统［J］. 天津大学学报（社会科学版），2012（3）：253～257.

③ Mobile Internet［EB/OL］.［2015－10－28］. http：//wiki. mbalib. com/wiki/Mobile Internet.

④ 林之喆，周志衡，张冬莹. 移动互联网环境下的社区卫生服务信息系统设计与实现［J］. 医学信息学杂志，2015，36（3）：19～21.

⑤ 吴吉义，李文娟，黄剑平等. 移动互联网研究综述［J］. 中国科学，2015，45（1）：45～69.

平的提高、健康管理意识逐渐增强、巨大且不断增长的医疗费用支出、医疗服务资源（医护人员等）短缺等问题使医疗服务弊端日益凸显，政府也试图通过医疗体制改革和医疗模式更新来解决医疗服务的诸多痛点。在技术及社会需求的共同推动下，互联网医疗应运而生。互联网医疗作为区域卫生信息化建设的一个重要内容，将通过改变健康管理方式、重构就医方式、改善就医体验、重构购药方式、重构医患生态，提高医疗服务效率，降低医疗费用，使患者享受安全、便利、优质的诊疗服务。①

互联网的发展使得信息的即时远程传递成为可能，而服务器端编程与大型数据库等新技术使远程信息填报成为现实。② 现如今各地区建立起来的各种层次的区域卫生信息平台，为区域卫生信息化的深入发展作出了巨大的贡献。移动互联网应用创造了一种全新的个性化服务理念和运作模式，它所释放出来的巨大能量必将影响区域卫生信息化的多维度应用。基于移动技术与网络技术融合的医疗信息化系统，突破了传统的医院信息管理系统基于单一互联网应用的时间、空间的局限性，把锁定在一个个固定站点中的信息释放到时空中去，每一个活动的个体都成了移动的网络节点，充分发挥固定互联网的优势，随时随地获取所需信息，实现医疗信息化的现代化管理和公共服务。这有利于多层面、多专业集成，通过整合协调，发挥它们的整体效能；有利于医疗主体与客体之间双向沟通，促成良性互动的要求。

三、移动互联网在区域卫生信息化中的应用

（一）远程医疗

远程医疗即应用远程通信技术、交互式传递信息，开展远距离的医疗服务。随着互联网技术的高速发展，利用互联网进行医学知识普及、向百姓提供寻医问药之类的信息咨询及远程会诊，是近年来国内区域远程医疗技术发展的一大特色。远程医疗集医学、计算机技术和通信技术于一体，不仅带来良好的社会效益，还能创造很大的经济效益，因此远程医疗逐渐成为一种为政府、医疗工作者和患者及其家属普遍接受的新型医疗服务模式，其最终目的是实现医疗资源的优化配置，为医疗资源欠缺地区提供高质量的医疗服务。③ 远程医疗的内容主要包括：

（1）远程诊断：上级医院的专家或医生对基层临床人员提供诊断意见，包括远程影像诊断、远程心电诊断、远程病理诊断和远程超声诊断等。

①　中国传媒大学互联网医疗中国会.2015 中国互联网医疗发展报告［R］.北京：中国传媒大学，2015.

②　罗维，于中华.互联网技术对公共卫生信息平台的影响分析［J］.四川省卫生管理干部学院学报，2008（2）：141～142.

③　牟岚，金新政.远程医疗发展现状综述［J］.卫生软科学，2012，26（6）.

（2）远程会诊：上级医生通过远程会诊系统，通过音频与视频直接对基层患者进行会诊，并对基层医生给出会诊意见，如远程视音频会诊等。

（3）远程监护：利用家用医疗健康护理装置或社区健康驿站采集患者的生命体征信息，并通过网路传输到健康管理中心，由医护人员对居家患者进行监测和疾病管理的服务，如远程家庭监护、远程疾病管理、远程预约等。

（4）远程资源共享：将远程会诊过程中产生的文字、图片、音频、视频等资源整理、筛选、分类后存储在远程医疗信息平台中，设置各级医生的获取权限，实现对远程医疗会诊资源的查阅与共享。①

（5）远程医疗教育：通过远程医疗教育系统或网络平台，把最新和最先进的医疗信息知识传播到各社区医疗中心，将专家的经验传授给医疗工作者，解答各社区医疗中心在诊疗活动中遇到的各种疑难问题，帮助医疗工作者拓宽诊疗思路，规范诊疗程序，获取最新医疗信息和诊疗技巧。教育的内容可以包括医学领域的最新进展、医药动态、课题研究成果、教学查房、手术演示等。

（二）移动医疗

移动医疗是对传统医疗技术和卫生服务的补充与延伸，它将无线通信技术、移动设备、医疗服务整合在一起，形成一种新型医疗服务模式。通过移动医疗系统，医疗服务提供者能够快捷、高效地获得患者的信息背景，以最快的速度作出最准确的判断，使患者在第一时间通过网络获得最快、最佳的医疗帮助，把医疗服务延伸到病床边。② 在社区建设中，移动医疗已经得到广泛的使用。

（1）以满足患者的需求，预防并治疗疾病，提高患者生活质量和满意度为目标。患者在家中通过电脑或者移动通信设备，便可以完成预约、挂号工作；在就诊过程中进行医技、化验等检查时，检查结果即时发送到患者的移动通信设备上；医药处方同样可以采用电子签名技术发送至患者的移动通信设备上，方便患者在指定的药房购药；患者离院后，还会定期收到有针对性的健康宣教信息，以及复查、随访提醒信息等；对于需要长期监控心率、血压、血糖、心电的患者，还可以通过移动通信设备将采集的数据上传至中心服务器，方便医务人员浏览监测；对于监测数据异常需要立即就医的患者，会马上通知到患者本人。将以往由患者感到不适发起就医行为的模式，变为医护人员主动关注患者健康的模式，能够进行预约、提醒，将疾病发病控制在最低范围内。③

---

① 杨子仪，常青，邱桂苹，田涛. 基于智慧医疗服务平台的移动健康系统应用探讨［J］. 科技资讯，2014（8）：33～34，36.

② 宋青山，钟军，刘东亮. 移动医疗在医院信息化建设中的探讨［J］. 中外医疗，2013（13）：127～128.

③ 张伟娜，吴美娟，王修来. 移动远程医疗系统的设计与应用［J］. 中国数字医学，2012，7（5）：87～89.

（2）医疗信息数据共享，减轻患者就诊负担。利用移动通信设备，实现患者医疗生命周期内所有诊疗信息的数字化，包括各种化验结果、放射检查影像、处方、随访和健康监测数据等信息；并借助区域医疗网络平台，实现患者诊疗信息院际共享，在患者跨院就诊、转院就诊时，不再需要重复检查，减轻患者的就诊负担，加快诊疗速度，提升患者满意度。

（3）提升医务人员服务质量，解决医疗资源不足问题。医务人员可以随时随地为不同地域的患者提供诊疗服务，患者无须到医院现场就诊，一来缓解医院门诊压力，改善了门诊就医环境；二来还方便了行动不方便、地区偏僻的患者接受高质量的医疗服务。这可以有效解决因医疗资源不足导致的医疗服务质量差异，实现了医疗资源社会公平化。同时通过远程支持系统，医务人员还可以接受远程专家的技术指导，提升医务人员的业务水平，提高诊疗准确性和诊疗速度。[①]

（三）E-Health

E-Health 使用新兴的信息和通信技术（Information and Communication Technologies，ICT），尤其是互联网，实现和改善健康和健康保健。[②] 卫生服务体系中，信息与通信技术（ICT）正在用于提高公共卫生报告的及时性和准确性，为疾病监测提供技术基础。同时，信息与通信技术（ICT）也是远程学习和紧急事件快速响应的基础。

E-Health 的使用能够有效解决医疗保健服务质量、成本和可及性等问题，应用在区域卫生信息化上主要表现在：①提供医疗决策支持和提高护理质量；②通过区域卫生信息系统整合人口健康信息，优化临床、流行病学等方面的研究；③促进区域内医疗信息共享和知识传播；④突破时间和空间的障碍，提高医疗服务的可及性和公平性；⑤针对区域内慢性病护理等问题提供经济可行的解决方案；⑥改善医患关系，减少医疗费用，减轻医疗机构的负担。

E-Health 可以在恰当的时间和地点为恰当的人提供恰当的健康信息，并以其安全的、电子化的形式，使卫生服务的供给、科研、教育在质量和效率上实现最大化。为了达到该目的，电子病历、患者注册和知识资源共享等过程中的信息交换是关键。用于诊断、预防和治疗的信息系统和工具全面地支持着卫生服务，通过流程管理以及供应和分销链，能保证药品、疫苗和设备等必需品在供应上的高效性和责任性。[③]

移动互联网涉及传统蜂窝通信、互联网、无线通信网、传感器网络、物联

---

①　陈敏亚，满祎. 应用无线技术实现移动医疗 [J]. 中国医疗设备，2009，24（2）：78～79.

②　Eng，T. R.. *The E-Health Landscape：A Terrain Map of Emerging Information and Communication Technologies in Health and Health Care* [M]. Princeton，N. J.：The Robert Wood Johnson Foundation，2001.

③　National E-Health Strategy Toolkit [R]. WHO，2012.

网、云计算等诸多领域，能广泛应用于个人即时通信、家庭互联、城市信息化等多个场景，是目前炙手可热的概念和 IT 领域极富应用前景的领域。移动互联网的迅猛发展，为医疗服务模式的改变提供了可能，不难想象，在可以预见的将来，以患者为中心，方便、快捷、不受时间和地域限制的、面向个人的移动医疗信息服务系统将改变人们的医疗服务习惯，并有着广阔的应用前景。①

第四节　大数据的概念、意义与应用

一、大数据和医疗大数据的概念

（一）大数据

从学术角度来讲，大数据一词最贴切的概念最早出现在 2008 年 *Nature* 杂志所设立的"Big Data"专刊中，该专刊所发表的文章分别从互联网、数据管理及生物医药信息等角度介绍大数据所带来的机遇与挑战。② 2011 年 6 月，著名研究机构麦肯锡发布大数据研究报告，报告对大数据作了如下定义：大数据是指无法在一定时间内用传统数据库软件工具对其内容进行采集、存储、管理和分析的数据集合。③ 然而，各界对大数据的定义尚未统一。研究机构 Gartner 结合其特征将大数据定义为：大数据是指需要新处理模式才能具有更强的决策力、洞察发现力和流程优化能力的海量、高增长率和多样化的信息资产。④

大数据其本质是信息爆炸时代对数据的核心价值再挖掘，被大部分专业人士认为是计算机行业继云计算、物联网之后 IT 产业又一次颠覆性的技术变革。⑤ 其有四个特征：一是数据量大，起始计量单位至少是 P（1 000T）；二是数据类型繁多，包括音频、视频、图片、地理位置信息等；三是数据价值密度相对较低，需要强大的机器算法迅速完成数据价值的"提纯"；四是处理速度快，时效性要求高。⑥ 可将其归纳为 4 个"V"，即：Variety，大数据种类繁多，在编码方式、数据格式、应用特征等多个方面存在差异性，多信息源并发形成大量的异构数据；Volume，通过各种设备产生的海量数据，其数据规模极为庞大；Velocity，

---

① 何建权，戴伟辉. 基于区域医疗平台实现面向个人的移动医疗信息服务［J］. 中国数字医学，2013（10）：25～27.

② Nature. Big Data［EB/OL］.［2014–01–02］. http：//www. nature. com/news/specials/bigdata/index. html.

③ 陶雪娇，胡晓峰，刘洋. 大数据研究综述［J］. 系统仿真学报，2013（S1）：142～146.

④ Beyer M. A.，Laney D.. The Importance of "Big Data"：A Definition［EB/OL］.［2014–01–02］. http：//www. gartner. com/doc/2057415/importance–big–data–definition.

⑤ 孟薇薇. 爆炸时代的新概念——大数据［J］. 商品与质量，2012（9）：9.

⑥ 蔡佳慧，张涛，宗文红. 医疗大数据面临的挑战及思考［J］. 中国卫生信息管理杂志，2013（4）：292～295.

对数据实时处理速度有着极高的要求，通过传统数据库查询方式得到的"当前结果"很可能已经没有价值；Vitality，数据持续到达，并且只有在特定时间和空间才有意义。①

（二）医疗大数据

这里特别提到"医疗大数据"这一概念，专指在医疗行业中产生的数据。医疗大数据具有多态性、不完整性、时效性、冗余性、隐私性等特点②，它的来源主要包括以下四类：

（1）制药企业/生命科学。药物研发是密集型的过程，对于中小型的企业产生的数据也在 TB 以上。在生命科学领域，随着计算能力和基因测序能力逐步增强。

（2）临床医疗实验室数据。临床和实验室数据整合在一起，使得医疗机构面临的数据增长特别快，一张普通 CT 图像含有大约 150MB 的数据，一张标准的病理图则接近 5GB。

（3）费用报销/利用率。患者就医过程中产生的费用信息、报销信息、新农合基金使用情况等。

（4）健康管理/社交网络。移动设备和移动互联网飞速发展的今天，便携化的生理设备正在普及，随着个体健康信息连入互联网，由此产生的数据量将是不可估量的。③

二、大数据对区域卫生信息化发展的意义

大数据已经成为一种新型战略资源，其潜在价值和增长速度正改变着人类的工作、生活和思维方式。区域卫生信息化建设也迎来了自己的"大数据时代"。据报道，2013 年上海市卫生信息系统，每天产生 1 000 万条数据，已建立起 3 000万份电子健康档案，每天调阅 10 000 次，信息总量已达到 20 亿条；即使在浙江省宁波市鄞州区平台数据量也已经达到 61TB（1TB = 1 024GB）。④ 然而，区域内的社区卫生服务中心、乡村医疗工作站、疾病监控中心、急救中心等卫生医疗机构在信息化推进过程中，所需的 IT 技术门类众多，数据类型复杂多变，医疗标准纷繁杂乱，这给数据采集、数据质量、数据分析和挖掘带来巨大的挑战。⑤

———————

① 李晓辉，王淑艳. 大数据及其挑战 [J]. 科技风，2012 (23)：51.

② 陈功，范晓激，蒋萌. 数据挖掘与医学数据资源开发利用 [J]. 北京生物医学工程，2010，29 (3)：323～328.

③ 张振，周毅，杜守洪等. 医疗大数据及其面临的机遇与挑战 [J]. 医学信息学杂志，2014 (6)：2～8.

④ 大数据时代卫生信息化得换"泳姿" [EB/OL]. [2013-04-23]. http://www.jkb.com.cn/management/2013/0423/132414.html.

⑤ 李娟. 医疗卫生信息化综合大数据平台关键技术探究 [J]. 金陵科技学院学报，2014 (4)：21～24.

医学技术的发展和卫生信息化的深度推进必然会带来医疗数据的急速膨胀，到 2020 年，医疗数据将会急剧增长到 35ZB，相当于 2009 年数据量的 44 倍。[①]而且目前绝大多数医疗数据处于归档状态，数据提取、医学术语映射及标准化、海量数据的存储、数据结构扩展以及信息检索都将十分复杂。传统关系型数据库技术在海量数据环境下，数据的价值和利用率受到了严重制约。医疗行业早就遇到了海量数据和非结构化数据的挑战，而近年来很多国家都在积极推进医疗信息化发展，这使得很多医疗机构有资金来做大数据分析。[②] 大数据技术的引入将有助于解决海量数据存储、分析和检索等问题，并带来医疗卫生从业者所期望的数据服务。

三、大数据在区域卫生信息化中的应用

（一）疾病诊疗

大数据可以帮助医生为患者提供高质量而低成本的治疗方式。通过区域健康云平台对每个居民进行智能采集健康数据，居民可以随时查阅，了解自身健康程度。同时，提供在线专家咨询系统，由专家对居民健康程度作出诊断，并提醒可能发生的健康问题，避免高危者转为慢性病患者，避免慢性病患者病情恶化，减轻个人和医保负担，实现疾病科学管理。

对于医疗卫生机构，通过对远程监控系统产生数据的分析，医院可以减少患者住院时间，减少急诊量，实现提高家庭护理比例和门诊医生预约量的目标。在医疗卫生机构，通过实时处理管理系统产生的数据，连同历史数据，利用大数据技术分析就诊资源的使用情况，实现机构科学管理，提高医疗卫生服务水平和效率，引导医疗卫生资源科学规划和配置。大数据还能提升医疗价值，形成个性化医疗。[③]

（二）临床路径优化

大数据分析可以收集、处理和分析更多的临床病历和治疗路径，结合治疗结果和费用等数据来智能化计算相对有效的治疗手段和临床路径。这些都可以给医务人员的临床决策提供有益的参考。从信息处理的角度而言，这些基于以往知识和数据的分析在某种程度上弥补了个体信息加工能力的不足，而更可取的方式是视大数据分析结果为辅助决策的工具，从而将人的经验和直觉优势与计算机分析

---

① 高汉松，肖凌，许德玮等．基于云计算的医疗大数据挖掘平台［J］．医学信息学杂志，2013（5）：7～12．

② Murdoch T. B., Detsky A. S.. The Inevitable Application of Big Data to Health Care［J］. *Jama the Journal of the American Medical Association*, 2013, 309（13）: 1351–1352.

③ 周光华，辛英，张雅洁等．医疗卫生领域大数据应用探讨［J］．中国卫生信息管理杂志，2013（4）：296～300，304．

的优势有效地结合并应用于临床。大数据分析也可以进一步应用于临床路径优化，建立合理的临床路径可以帮助基层医疗机构提高医疗水平，进而消除国内医疗资源分配不均所造成的影响。①

（三）健康监测及预防

大数据可以将传统的健康数据（如医疗记录、家族史等）与其他来源的个人数据（如收入、教育、饮食习惯、娱乐方式等）联系起来，利用大数据技术对健康危险因素进行比对关联分析。通过对区域内人群进行评估，遴选健康相关危险因素，制作健康监测评估图谱和知识库，并提出有针对性的干预计划，可以促进居民健康水平的提高。②卫生行政部门通过分析查阅区域内医疗卫生行业各种最新的分析数据，可以加强宏观管理，优化卫生资源的配置，为制定区域内公共卫生政策提供准确依据。

大数据还可以连续整合和分析公共卫生数据，并通过电子病历数据库进行全面的疫情监测，更快地监测出新的传染病和疫情，提高疾病预报和预警能力，防止疫情暴发，作出快速反应。利用大数据将临床信息和医疗系统外的数据来源结合，可以显著提高医疗和健康服务。此外，利用这种基于社会和医疗数据、直接针对最适宜人群的方式实施的干预措施将会更加直接、有效。

（四）区域卫生数据中心

区域卫生数据中心建设的目标是通过若干平台的建设，整合区域内不同医疗机构中患者/健康人群的各种临床诊疗数据、健康数据，在相对集中的逻辑/物理环境中，构建一个以存储和处理患者/健康人群诊疗信息为核心，覆盖多学科、多专业的面向区域内主要卫生行政主管部门、临床医疗机构和社会公众的医学数据资源共享平台。区域性医学数据中心的建设以行政业务处理、医疗、预防、保健、康复为服务主线，以健康人群和患者的医疗活动需求为基础。

区域卫生信息平台是区域卫生数据中心的重要组成部分。通过制定标准的数据接口，建立基于广域网的信息交换、数据采集和传输机制，对区域内卫生信息数据进行采集、传输、清洗和汇总，将医院、社区以及公共卫生机构的各类数据、系统有机地整合起来，生成区域的卫生大数据。对于不同级别的区域卫生数据中心的业务系统的数据交换和共享或其他行业业务数据进行共享与交换，可以统一基于区域数据交换与平台来实现，避免系统与系统之间接口的直接连接，这样有利于后期的系统管理维护以及大数据的规划和管理。交换的数据包括区域内卫生局与上级卫生厅或国家卫计委之间的卫生管理类、卫生人员类、各种统计报表等信息共享；不同区域的医疗部门之间诊疗数据的共享；收费与医保中心之间

---

① 刘颖. 医疗行业大数据分析的应用初探 [J]. 中国卫生信息管理杂志, 2014 (6)：40~43.

② 王潇, 张爱迪, 严谨. 大数据在医疗卫生中的应用前景 [J]. 中国全科医学, 2015 (1)：113~115.

的信息共享；卫生行政部门同公安部门之间的行政执法的信息共享；医疗卫生单位的药品及医疗器械等、食品药品监督管理部门的管理信息共享等。①

卫生行业与人类的生活息息相关。随着技术的发展，如何更好地利用技术服务人类，促进人类的发展，在大数据时代背景下变得更加迫切。医疗大数据在区域卫生信息化中的应用，不仅可以为居民带来更好的医疗健康服务，更为重要的是在应用的过程中，大数据方法有助于不断发现新的知识，促进医学知识和医学技术的进步。②

第五节 智慧医疗的概念、意义与应用

一、智慧医疗的概念

2008 年，在美国工商界组织的领袖会议上，IBM 的 CEO 提出了"智慧地球"的发展战略，即利用最新的传感器和互联网技术，将环境、气候、交通、资源、生命等信息通过各种有线、无线传感器以及移动、有线互联网通信形式汇总起来，再结合超级计算机技术或云计算技术将地球的各种信息资源进行统一。③ 随后，IBM 对"智慧地球"发展战略进行细化，分别形成了智慧电力、智慧医疗、智慧城市、智慧交通、智慧供应链、智慧银行等。其中，智慧医疗是通过打造健康档案区域卫生信息平台，利用传感器等信息识别技术及无线网络等信息通信技术，实现患者与医务人员、医疗机构、医疗设备之间的互动，逐步达到医疗信息化和智慧化。④⑤

智慧医疗与"移动医疗""数字医疗""区域卫生信息化"等概念存在交叉，都体现了信息技术在医疗卫生领域的应用，代表了医疗卫生领域信息化建设的不同阶段。其区别主要表现在建设重点、建设水平、支撑技术和实现目标等方面。智慧医疗强调以智能的方式主动管理并满足医疗卫生领域的多方需求，凭借在系统集成、相互联通、智能处理等方面的高水准，保证人们适时获得预防性和治疗性的医疗服务，激励个人作出更明智的决策，是医疗卫生领域信息化建设的更高阶段。⑥

---

① 刘晓亮，王坤，马军. 大数据时代的卫生信息化建设思考 [J]. 中国卫生信息管理杂志，2014（1）：43～46.

② 颜延，秦兴彬，樊建平等. 医疗健康大数据研究综述 [J]. 科研信息化技术与应用，2014，5（6）：3～16.

③ IBM. Conversations for a Smarter Planet [R]. 2009.

④ IBM. Conversations for a Smarter Planet [R]. 2009.

⑤ 张力平. 智慧医疗正在走来 [J]. 电信快报，2014（8）：40.

⑥ 宫芳芳，孙喜琢，林君，顾晓东. 我国智慧医疗建设初探 [J]. 现代医院管理，2013（2）：28～29.

二、智慧医疗对区域卫生信息化发展的意义

智慧区域医疗卫生建设的目标是全面整合医疗卫生相关单位的信息资源，实现公共卫生、医疗服务、行政管理、社区卫生等业务领域的综合应用、信息互通和业务协同，建立六位一体的社区卫生服务网络体系，建成以区域为中心的健康档案共享体系，强化健康服务网络，形成卫生信息资源共享库，支撑数据分析和领导综合决策，最终在区域内形成智慧的医疗卫生管理服务体系。

智慧医疗的核心是"以患者为中心"，给予患者全面、专业、个性化的医疗体验。智慧医疗服务体系使患者只需用较短的候诊时间、支付基本的医疗费用，就能享受到安全、便利、优质的诊疗服务，为解决"看病难，看病贵"、医疗资源分布不均等问题创造必要的技术条件。

智慧医疗通过快捷完善的数字化信息系统，使医护工作实现"无纸化、智能化、高效化"，不仅能减轻医护人员的工作强度，还能提升诊疗速度，让诊疗更加精准。智慧医疗体系免去了医疗服务中各重复环节，降低了医院运营成本，提高了运营效率和监管效率。

区域共享是实现智慧医疗的前提。2013 年，甘华平在中国卫生信息学会健康档案与区域卫生信息化专业委员会上接受访问，指出当前区域卫生信息化建设的焦点是"智慧医疗，区域共享"。从数字变信息，信息变知识，知识变智慧，其中智慧是最高层次，因此，"智慧医疗"应该是卫生信息化的发展方向。"区域共享"是区域卫生信息化的阶段目标，是实现"智慧医疗"的前提，没有相互联通、信息共享，便谈不上卫生计生行业的"智慧医疗"。[①]

三、智慧医疗在区域卫生信息化中的应用

智慧医疗在区域卫生信息化中的应用主要围绕三个方面：智慧医院、区域卫生系统以及智慧家庭。

（一）智慧医院

智慧医院主要指在医院开展智能化业务，帮助医院实现对人的智能化医疗和对物的智能化管理。建立以患者为中心、以优化流程为导向、以电子病历为信息单元的医疗临床信息标准化、电子化、语义化处理平台。逐步整合 HIS、PACS、LIS、会诊系统等，实现临床科研一体化。支持医院内部医疗信息、设备信息、人员信息、管理信息的数字化采集、处理、存储、传输、共享等，实现物资管理可视化、医疗信息数字化。具体应用包括一站式就诊服务、个人健康档案管理、移动的医学图书馆、药品供应链管理、生物制剂管理、手术器械管理、血液管

---

① 甘华平. 智慧医疗　区域共享——访中国卫生信息学会健康档案与区域卫生信息化专业委员会主任委员甘华平 [J]. 中国信息界（e 医疗），2014（3）：32～33.

理、医疗垃圾处理、高价放射性锐利器物追踪等，以及视频监控系统、防入侵报警系统、门禁管理系统、电子巡更系统、安检系统等医院建筑智能化系统。[①]

（二）区域卫生系统

智慧医疗通过双向转诊、远程医疗、远程教育、手术示教、区域临床影像会诊中心等实现各级医院间及医院与社区间的优质资源共享与合理分配，建立分级诊疗体系，实现"小病在社区，大病进医院"的就医格局，合理分配不同医疗机构间的医疗资源。同时通过区域医疗服务平台，实现以电子健康档案信息为中心的妇幼保健、疾控、急救等各种系统的协同和共享，整合各方信息，实现及时有效的监管和干预，面对突发的公共卫生事件，可以及时地作出应急响应，联合调度分布式的多种信息资源，指挥各部门人员相互协作，提升对公共卫生突发事件的应对能力。

（三）智慧家庭

通过物联网、无线传感等技术，智慧医疗将健康监测融入到了人们的日常生活中。人们可以通过健康小屋、家庭健康监测设备及可穿戴式健康监测设备，随时监测个人的生命体征和健康数据，并且通过无线网络将检测到的数据传送到居民健康档案中予以存储，以便医生随时了解被监护人的身体情况，进行及时处理，提供有针对性的健康指导，实现疾病干预并延伸至疾病管理、临床治疗、康复保健等方面。[②]

---

① 李建功，唐雄燕. 智慧医疗应用技术特点及发展趋势 [J]. 医学信息学杂志，2013（6）：2～7，17.
② 方媛，林德南. 智慧医疗研究综述 [J]. 新经济，2014（19）：70～72.

第五章 区域卫生信息化的组织与实施

第一节 整体规划

医疗卫生体系是一个庞大、关系复杂的社会生态系统，有部属、市属、区县属医院，有军队医疗系统、民营医疗机构，有疾病控制、卫生监督、妇幼保健、血液管理等多种公共卫生机构，从中央到地方构成一个庞大的、上下左右关系非常密切的运行系统。基于区域卫生信息化规划的医疗卫生机构信息化建设和传统医疗卫生机构内部信息化建设不一样，必须能和上下左右的业务关联单位进行相互联通和信息共享。卫生系统运行的复杂性使得各个不同政府职能部门的职能实现形式也极为复杂，因此，在推动区域卫生信息化、构建区域卫生信息平台的时候，必须通过统一规划来规范各个部门的建设行为。如果缺乏规划，各部门各自为政，不仅会造成大量的重复建设，而且难以达到资源共享、相互联通的要求。

区域卫生信息化建设是一个涉及基础民生问题的系统工程。纵观国内外区域卫生信息化建设的发展历程，我们认为，区域卫生信息化项目建设需要经过项目的整体规划、可行性研究及立项、设计开发与实施、运营维护以及绩效评价等阶段[①]，同时需要建立相应的监管体系。

一、整体规划阶段

整体规划是区域卫生信息化建设的基本纲领和总体指向，是区域卫生信息系统设计和实施的前提与依据。其核心内容是要从组织目标和信息化战略中抽取信息需求和功能需求，形成区域卫生信息化总体框架和系统整体模型，为进一步的系统设计和实施奠定基础。[②]

整体规划阶段主要工作任务有：①现状调研分析，包括理解区域卫生信息化所涉及的相关机构的业务和信息化现状，以及其业务对 IT 的需求，把握国内外区域卫生信息化经验对本项目的借鉴意义；②业务和技术战略规划，包括制定 IT 愿景、目标和蓝图，制订未来的信息与应用架构规划，制订未来的 IT 技术基础架构规划，建立未来的信息安全体系架构，定义三年期 IT 实施项目计划。

整体规划阶段主要工作难点是规划设计的深度和信息资源的分析。首先，在规划设计深度方面，由于区域卫生信息化规划涉及的部门众多，业务关系复杂，

---

① 英特尔（中国）有限公司. 区域卫生信息平台白皮书 [R]. 北京：英特尔（中国）有限公司, 2009.
② 尤迪秋. 关于城市/区域信息化总体规划的研究 [D]. 同济大学硕士学位论文, 2006.

因此要通过设定若干规划层次，将原本一个规划难以理清的问题分解到不同层面去细化：第一个层面是区域卫生信息化的总体规划，作为一个全局性的部署，明确整个区域卫生平台的总体架构，重点明确集中建设与分布建设的分工，确定重点发展的业务领域；第二个层面是对总体规划确定的重点业务领域分别进行规划，优先对比较稳定和关键的业务领域进行统筹规划，制订一个以总体框架、实施步骤为主要内容的规划。两个层面的规划必须要通过统一的管控机制实现相互衔接。其次，医疗卫生系统的特点是信息密集，因此，在规划阶段应围绕核心业务进行统筹规划，才有利于保护投资、规避风险以及确定建设中的轻重缓急。从业务协同和资源整合着手而不是从部门着手，在一定程度上可以促进不同卫生部门主动进行业务上的衔接与配合，辨识关键业务，确定业务的优先级，梳理信息资源需求和优化业务、信息流程等。

二、可行性研究及立项阶段

（一）主要工作内容

在规划阶段，已经明确了各类子项目建设时间和资源的安排。立项阶段是针对这些子项目一一进行项目可行性的研究。主要工作成果是项目可行性研究报告。可行性研究报告应该依据有关国家、地方的法律、法规、技术标准和有关规定拟定。工作目的是明确区域卫生信息化项目建设的目标、内容和未来收益，深入研究项目建设所需的各类资源，制定可行性研究报告。可行性研究报告通过相关部门审批后，计划部门批准立项，财政部门批准拨款。

（二）主要工作难点

整体规划和立项阶段的资源和经费保证：在可行性研究阶段，大多数国外区域卫生信息化项目，即使是政府公共财政投资项目，也通常是先通过商业咨询规划并立项。国内医疗行业没有足够的经费支持，不是通过有经验的商业咨询方式完成，而是政府延续计划经济的方法而非具体结合本地用户的需求，内容制定走形式、东搬西抄。事实上，可行性研究工作成果将为整个区域卫生信息化项目奠定建设内容基础、财务预算基础、技术路线基础等，需要系统、客观、科学的调研、分析、论证过程。因此，在立项阶段就应该对可行性研究工作提供充足的经费保证和工作量的预期。

三、设计开发与实施阶段

（一）主要工作任务

1. 计划

项目计划制订了项目的整体计划、每一个阶段的计划，包括交付成果、实现交付所需的任务、从属关系、进度、成效和资源等要素。可以用"5W"来概括计划的内容：What（什么：目标，交付成果）、Who（谁：团队组织结构图）、When（何时：进度和里程碑）、How（如何实施：工作计划、资源计划、质量计划）、If⋯how（如果⋯⋯怎么办：降低风险计划）。

2. 需求分析与范围确认

需求是项目实施的基础，是系统开发的最重要基准。全面的需求描述应该包括业务需求、技术需求和运维需求。需求是对某产品或服务的功能和性能特征的记录，它定义"做什么"，而不是"如何做"。信息系统需求分析和确认阶段又可分为两个阶段：需求收集和需求确认。需求收集对系统开发人员全面了解用户需求提供保障，从而提高所开发系统的功能完善性和使用便利性。通过需求确认，项目组可以发现开发团队和用户理解不一致和错漏的情况，并纠正这些错误，予以及时解决。

3. 设计开发

很多软件项目往往是边设计边开发的，甚至没有设计就开发，在开发结束之后再补充设计文档，在这些不规范的方式下设计的文档只能作为应付项目结项的摆设，无法保证软件开发的质量。在采用外包方式开发的项目中，应坚持要求开发商提供完整的设计文档，并请监理方会同项目组业务/技术架构负责人进行严格而全面的评审，提出修改意见，并且在开发过程中对系统的开发进行抽查，审查是否遵循了设计文档的规范。在自行开发的项目中，项目管理团队也应该对开发团队提出同样的要求。这些行动从项目的早期开始进行严格的质量控制，防患于未然，避免后期发现质量问题的被动。

4. 测试及用户验收测试

在完成系统开发后，应对其进行测试，确保达到了详细设计说明书中定义的各项功能和技术要求，这一阶段称为模块测试阶段。完成模块测试后，将进入测试及用户验收测试阶段。在这一阶段中，项目组应该首先对整个应用系统进行严格的测试，以便发现和解决系统中存在的功能、性能和技术问题，随后组织用户方的业务和技术人员执行用户验收测试，以便验证应用系统是否达到了需求规格说明书中定义的各项需求。

不论是测试还是用户验收测试，都包括以下三个方面的工作：①功能测试，测试系统是否能够正确地执行要求的各个功能点；②性能测试，使用专门的性能测试工具测试系统在正常的系统压力情况下的响应速度，以及能够承受的极限压力，以及是否可以通过集群等技术方便地扩展；③运维测试，测试系统的安装、启动、备份、恢复、监控等运行维护所需的功能是否正常。

对于上述每一方面的测试工作，都应该分三个阶段完成：①制订测试或用户验收测试方案，以需求规格说明书、业务流程、系统架构设计、系统安装配置说明书等为基准；②准备执行测试或用户验收测试，包括拟订具体的计划，确定在什么情况下可以开始进入测试流程，什么条件下可以结束测试，确定人员投入和分工，准备测试案例、测试场景、测试数据、测试脚本，设计测试执行的阶段划分以及测试结果的确认方式等；③执行测试或用户验收测试，在系统满足测试条件的情况下，各相关人员按照计划执行测试或用户验收测试。

在系统测试过程中使用的测试管理工具和流程包括：系统问题日志及回归测试流程、变更请求流程、测试脚本签收单、测试脚本统计表、测试执行状态报告表、测试用户（ID）及其权限清单、测试分工计划、测试执行计划、测试后勤管理方案、性能测试工具等。

5. 试运行及上线

在用户验收测试的结果满足既定要求的前提下，项目管理组应该向工程办提出试运行和上线请求。上线的选择方案包括：直接切换、并行切换、分段切换和试验切换四种方式。出于谨慎原则，通常采用并行切换的方式，即在试运行及上线的前期，原有的系统和新系统并行工作，且原有的系统在前台直接面对用户，新系统在后台运行，接受重复录入的数据；等到新系统运行相对稳定以后，将其推到前台直接面对用户，而原有的系统则在后台继续运行，接受重复录入的数据；最后，原有系统彻底停止运行，新系统正式上线。

稳妥起见，试运行可分两阶段进行：第一阶段在规模较小、基础较好的试运行单位进行试运行，第二阶段在一个较大规模的试运行单位进行试运行。

项目组应该设计试运行方案（外包项目中，由开发商设计方案，用户方进行指导和确认），详细设计试运行单位在双系统并行期间的操作流程，并准备在出现错误情况时的应急方案，还可以派出现场支持组进行问题解答和应急处理。

对于在试运行期间发现的错误，项目组每天都应该进行紧急程度分析，对于其中遇到的紧急问题做到当天修改。但是严格控制运行版本的更新，新的版本必须通过项目组的测试之后才能够发布到运行系统中，以防止引入新的错误，保证问题的收敛。

（二）主要工作难点

项目组组织架构搭建好后，就进入项目管理实施阶段。美国项目管理专家凯西·施瓦尔贝在《IT项目管理》[①] 一书中提出，项目管理共包括范围管理、时间管理、成本管理、质量管理、人力资源管理、沟通管理、风险管理、采购管理和整体管理九大要素，也被称为九大知识领域。它们贯穿于项目的各个阶段。

1. 范围管理

在项目管理中，范围管理是一个非常重要的管理内容。管理的前置环节是需求管理，即用户需求的收集、评估、审批和控制。在这里，需求管理比范围管理更宏观些，主要是判断用户需求的必要性、重要性和可行性，并决定需求实现系统平台。范围管理的对象来源于需求管理，项目组承担的工作应该是经过 IT 管

---

① ［美］凯西·施瓦尔贝 . IT 项目管理 ［M］. 杨坤译 . 北京：机械工业出版社，2008.

控流程审批通过的需求，范围管理主要是判断该需求是否属于本项目范围。

范围管理水平的高低直接关系项目建设的成败。在项目启动阶段，应由用户方、开发商和监理方共同制定明确的、最重要最紧迫的任务作为本项目的项目范围。在项目执行阶段，应建立严格的需求变更控制流程，以应对政策和业务变动。

2. 时间管理

合理地安排项目时间是项目管理中一项关键内容，它的目的是保证按时完成项目、合理分配资源、发挥最佳工作效率。它的主要工作包括定义项目活动、任务、活动排序、每项活动的合理工期估算、制订项目完整的进度计划、资源共享分配、监控项目进度等内容。时间管理以范围管理为前提。项目首先要有明确的项目目标、可交付产品的范围定义文档和项目的工作分解结构。

时间"分解"的步骤包括：①定义项目任务，将项目工作分解为更小、更易管理的任务或活动，并列成一个明确可实施的任务清单；②任务完成排序，即找出项目任务之间的依赖关系和特殊领域的依赖关系、工作顺序；③活动工期估算，根据项目范围、资源状况计划列出项目活动所需要的工期；④安排进度表，明确定义项目活动的开始和结束日期，进度表的确定应根据项目网络图、估算的活动工期、资源需求、资源共享情况、项目执行的工作日历、进度限制、最早和最晚时间、风险管理计划、活动特征等统一考虑。

3. 成本管理

项目成本管理就是通过开源节流，使项目成本最小化和项目收益最大化。对IT项目来说，主要是指如何节流，控制项目支出，使项目成本最小化。在我国，项目的成本管理一直是项目管理的弱项，"节流"总是说得多、做得少。例如，在项目前期，由于没有深入地进行调研，不能准确估算完成项目活动所需的资源成本，造成预算不足的局面；或者由于项目的资金"源"自政府拨款，花起来不心疼，更谈不上节流，甚至部分项目根本没有预测和分析项目现金流和财务执行情况等。

4. 质量管理

项目质量管理包括质量计划编制、质量保证和质量控制。质量计划编制确认了与项目相关的质量标准。质量保证包括评估所有项目执行情况来确保项目将满足相关的质量标准。质量控制包括监控特定的项目结果来确保他们遵从质量标准，并确认改进全部质量的方法。在实际的项目质量管理中，质量管理总是围绕着质量保证（quality assurance）过程和质量控制（quality control）过程两方面。这两个过程相互作用，在实际应用中还可能会发生交叉。

5. 人力资源管理

项目中所有活动均是由人来完成的。如何充分发挥"人"的作用，对于项目的成败起着至关重要的作用。项目人力资源管理中所涉及的内容就是如何发挥"人"的作用，它包括确定组织结构、人员募集和团队建设三部分。

6. 沟通管理

在实际工作中，文化背景、工作背景、技术背景会造成人们对同一事件的理解方式产生很大偏差。在项目实施过程中，沟通更是不可忽视。项目组长最重要的工作之一就是沟通。良好的交流才能获取足够的信息、发现潜在的问题、控制好项目的各个方面。

项目团队的沟通方式包括：正式非个人方式，如正式会议等；正式个人之间交流，如成员之间的正式讨论等；非正式个人之间交流，如个人之间的自由交流等；电子通信，如 E-mail（电子邮件）、BBS（电子公告板系统）等。

7. 风险管理

根据风险内容，我们可以将风险分为项目风险（成本提高、时间延长等）、技术风险（技术不成熟等）、商业风险（开发商问题等）、战略风险（组织的经营战略发生了变化）、管理风险（管理人员是否成熟等）、预算风险（预算是否准确等）等。我们还可以将风险分为已知风险（如员工离职等）、可预知风险（从以往经验中总结出可能有风险的）和不可预知风险。

风险识别的有效方法是建立风险项目检查表，主要涉及以下几方面：系统规模、政策影响、开发商的资质水平、技术风险检查、开发环境风险检查、与人员的模式和经验有关的风险检查等。

风险评估的主要方法包括：发生的可能性、发生的结果（影响）、风险发生的可能性、风险可能带来的后果、估计对产品和项目的影响、确定风险评估的正确性、根据影响排序。另外，要对每个风险的表现、范围、时间作出尽量准确的判断。

在对风险进行适当的排序后，合理分析风险发生的概率和特征，并制定相应的应急措施，做到有备无患。

当一个项目处于工程管理的范畴之内时，项目管理组应该通过既定的汇报机制，如项目周报、风险跟踪表等，将识别出来的风险报告工程办汇总分析。工程办通过对多个项目的风险、问题的汇集整理以及分析，能够及时向工程总监和相关项目组预报跨项目风险并推荐有效的应对措施以规避工程中的重大和跨项目风险。

8. 采购管理

在非公共领域项目管理概念里，采购管理主要是指通过有效的采购管理节省采购成本，以提高利润，其涉及内容繁杂，主要包括制订采购计划、采购过程管理、采购成本分析、采购安全和保密等方面。而对于政府项目管理来说，主要是指根据政府采购法律法规，建立健全有效的采购管理流程，以节省采购成本，保障项目正常需要，主要包括制订采购计划、采购过程管理、采购成本分析、采购安全和保密等方面。

9. 整体管理

项目整体管理就是为满足各方需求而进行协调以达到预期目的的过程。它是一项综合性、全局性的工作，主要内容是在相互冲突的目标或可选择的目标中权衡得失。虽然所有的项目管理过程在某种程度上都可看成是一个整体，但在整体管理中所描述的这些过程是最基本的管理知识。整体管理主要包括：项目计划开发、项目计划实施、项目综合变更控制这三个过程。这些过程彼此相互影响，同时与其他领域中的过程也互相影响。

四、运营维护阶段

（一）运营维护

区域卫生信息网的运营维护，实际上是一个价值创造和增值的过程。运营维护阶段提供的价值活动包括基本活动和辅助活动两类。

基本活动可分为：①区域卫生信息平台的数据采集和存储；②区域卫生信息平台服务的研发；③区域卫生信息平台服务的提供；④区域卫生信息平台服务的推广。

辅助活动包括：①管控，即管理和控制区域卫生信息平台组织基本活动的相关辅助活动；②融资，即支持区域卫生信息平台组织基本活动的相关融资活动；③基础建设、IT、人事，其中基础建设包括总体管理、计划、财务、会计、法律、政治事务和质量管理等活动，IT包括技术、工具和应用等活动，人事包括区域卫生信息平台管理服务人员的招聘、培训、职员评价、工资和福利等相关事宜。

（二）持续平稳运营

一般的区域卫生信息平台初期建设（包括试点和第一阶段）应在卫生厅/局下组建一个新的部门或基于信息中心人员完成。之所以将政府部门或事业单位作为区域卫生信息平台在建设初期的首选组织形式，主要是考虑到了公益性目标、资金保障和影响力等问题。第一，公共医疗卫生事业的公益性质决定了区域卫生信息平台不应该以营利为目的向医疗机构和公众收取过于昂贵的产品和服务费用。第二，区域卫生信息平台在发展阶段内将无法达到自给自足的能力，必须有充足的资金保障。第三，区域卫生信息平台需要借助政府影响力来达到与利益相关者通力合作的目的。

在第二阶段，相关法律法规健全之后，可以探索向非营利组织方向发展。更多吸纳利益相关方参与，包括医疗机构和公众利益的代表。区域卫生信息平台也可引入企业化管理手段以加强内部管理。在产品组合上对基础医疗服务的支持继续坚持以成本定价的原则，向公众和其他用户提供基础卫生信息服务。对一些增值类服务，比如卫生信息服务，可以考虑适当收取费用，或者将部分服务剥离出来与社会资本合作，进行市场化运作，以建立新的投资渠道，减少政府的压力。

当区域卫生信息平台逐步趋于成熟时，建议推出一些可以面向利益相关者收费的高端产品和服务，如针对保险机构的险种和费率决策的支持服务，针对社会中上层公众的健康管理咨询服务等。充分利用市场机制，降低成本，提高效率，逐步减少政府投入，实现自给自足，最终达到自负盈亏。灵活的物质奖励能够吸引大量的高素质人才。同时，在核心的区域卫生信息平台的运营上继续保持非营利性的公益目的，通过向外部企业提供数据服务建立长期生存机制。随着全民医保的普及，也可考虑将医疗服务支付方纳进来，以完善服务，增加政府投入的渠道。

五、绩效评价阶段

绩效评价是指运用一定的评价方法、量化指标及评价标准，对部门为实现其职能所确定的绩效目标的实现程度，以及实现目标预算的执行结果所进行的综合性评价。通过卫生信息化建设绩效评价，能够更清晰地界定卫生信息化建设工作的内容及其需要达到的标准。

公开、公正、公平是绩效评价的一个重要原则，但与传统的投资项目绩效评价指标相比，卫生信息化的评价指标中包含了很多隐性成分，因此对卫生信息化进行绩效评价时，需要进行综合、全面、科学的衡量。构建卫生信息化建设绩效评价指标体系，应按照系统工程的思想，从区域卫生信息化发展的战略目标出发，以卫生信息化建设的"社会效益"为落脚点。其指标体系的设计应遵循科学价值导向原则、综合分析原则、动态可行性原则、符合实际原则以及可操作性和可拓展性原则。

六、管控体系的建立

上述各阶段工作要得以实施，需要建立一个严谨有力的管控体系，这样才能为区域卫生信息平台的建设提供体制与政策保障。

（1）区域卫生信息化的建设需要成立专门的跨职能联合工作组来统筹领导。由于区域卫生信息化项目涉及面广，涉及各卫生领域机构和超出卫生领域（如民政、公安、计生等）的事务的确定和协调，因此，一个专门的跨职能领导工作组是确保项目高效、有序推进的机制保障。

（2）充足的投资保障是区域卫生信息化得以实施的基础。政府主管部门的持续、长期投入，对于区域卫生信息化的建设，特别是建设初期十分关键。区域卫生信息化的技术密集和范围广大等特点决定了其高投入的特性，其他国家的案例也证明了这点。

（3）合理的运营模式和确保发展的可持续性是成功的关键。虽然政府投资很重要，但区域卫生信息化项目的复杂和长期性，决定了其很难完全靠政府的独立投入支撑。确立一个可持续的、良性的、多方参与的运营模式，是成功的关键因素。

（4）必须确保配套政策与管理规范的及时制定和严格落实。新技术的应用一方面会解决老问题，但也可能带来新的法律、操作规范等问题。因此在实施过程中，必须确保 IT 应用与现存政策、法律法规不匹配时，尽快予以解决或完善。

（5）除了强制执行政策与规范的行政手段，在市场环境下辅以必要的激励机制也是重要因素。首先，要有一套明确的保证相互联通的标准，要对集成平台和应用软件进行认证。其次，要有国家级的认证机构和严格的认证测试手段，对通过认证的厂商产品和购买、应用予以认证。

（6）科学的项目管理和实施策略是确保成功的必要条件。区域卫生信息化建设涉及面广、分支任务多、项目周期长，如果没有制定合理的实施策略，采取严格的项目管理规范，并划分合理的阶段性目标及评估机制，实施的风险将很大。

第二节　不同用户群对区域卫生信息化的使用

一、居民和患者对区域卫生信息化的使用

居民和患者对区域卫生信息平台的使用主要在于个人注册、预约诊疗、检查检验结果查询、信息查询、信息互动等。

个人注册是指在一定区域管辖范围内，用于安全地保存和维护个人的健康标识号、基本信息，提供给区域卫生信息平台其他组件及 POS 应用所使用，并可为医疗就诊及公共卫生相关的业务系统提供人员身份识别功能的服务组件。

患者可通过公共健康管理平台查询检验、检查结果，具体方式是：市民发送"业务号#机构编号"到区域卫生信息系统短消息平台的专用服务号码，系统将该市民手机号码对应的市民卡所属的最近的检验、检查报告信息返回到手机上。

居民信息查询包括费用信息、健康信息、医保信息、机构信息、政策法规信息、综合信息等，市民可通过区域内各个医疗机构服务大厅、社区卫生服务中心、乡镇卫生院等相关网点实时查询。其中，费用信息包括卫生行政事业收费项目查询；健康信息包括居民健康档案查询、电子病历查询、计划免疫查询、健康证查询和健康体检结果查询；医保信息包括医保药品目录查询、居民医保急诊病种目录查询、慢性病病种目录查询和重大疾病目录查询；机构信息包括医疗机构卫生等级查询、餐饮卫生等级查询、卫生许可证查询和职业卫生示范企业查询；政策法规信息包括医疗保险政策查询、卫生政策法规查询、卫生标准查询和新农合政策法规查询；综合信息包括卫生监督员资格查询、献血者信息查询和行政审批项目查询等。

另外，居民可通过区域卫生信息平台的医疗保险服务进行居民参保在线预约、医保卡信息查询、单位参保信息查询、参保人员待遇查询、个人年度累计报销查询、医保可报诊疗项目查询、居民参合在线登记、居民参合信息查询、家庭参合信息查询、医保慢性病报销比例查询和参合人员补偿公示查询等。

区域卫生信息平台可以根据数据中心数据采集的情况及卫生政策的相关要

求，结合社会公众需求，将数据中心处理后的数据动态地发布在相关网站上，方便居民进行查看。

居民利用互动平台可以进行网上咨询、网上举报、网上投诉或者接受网上调查。

二、社区医疗卫生机构对区域卫生信息平台的使用

社区医疗卫生机构的服务功能包括社区公共卫生服务与基本医疗服务（简单疾病）。区域性医疗卫生信息服务平台可支撑城市社区医疗卫生机构与各级医院之间信息流、知识流的交互共享，促进社区医疗服务机构高效率、高质量、低成本地协作开展远程医学教育、技术培训、健康教育、健康促进、医疗服务和应用科研，促进社区医疗卫生服务模式的改进和社区医疗卫生机构的持续发展，促进建立有序、高效的分级医疗卫生服务模式。

三、医疗卫生机构对区域卫生信息化的使用

医疗卫生机构对区域卫生信息化的使用主要有：医疗卫生机构注册和许可申请、医疗卫生机构转诊与会诊、医疗机构检查检验结果互认、医疗卫生机构科研教育、医疗卫生机构信息查询、医疗卫生机构信息公告和医疗卫生机构互动平台等。

通过建立医疗卫生机构注册库，提供本区域内所有医疗机构的综合目录，保证居民健康信息在不同系统中使用统一的、规范化的标识符，同时也满足区域卫生信息平台层与下属医疗卫生机构服务点层相互联通的要求。

医疗卫生机构许可申请包括卫生许可网上申请、执业许可网上申请、行政审批网上申请、定点医院资格申请和乙类大型医用设备配置申请。

网上预申报系统包含工作人员后台管理程序，窗口工作人员能够随时登录查看、核实最新的申报信息，并回复审核意见。市、区、街道卫生监督机构各自拥有不同的权限，登录进入系统处理相关审核工作，具有统计相关业务的功能。

医疗卫生机构可以通过区域卫生信息平台的门诊质量控制系统对门诊提供提醒服务和相关的统计分析，提高本机构的门诊质量。主要包括以下几个方面：近期同类用药提醒、近期同类检查检验提醒、诊疗规范提醒、合理用药提醒、处方管理提醒、日志与统计分析。

医疗卫生机构转诊与会诊包括双向转诊、医疗机构转诊、远程会诊和检查预约。其中，双向转诊包括社区上转和医院下转；医疗机构转诊包括医院转医院、妇幼转医院、妇幼转妇幼、医院转妇幼；远程会诊包括会诊申请和会诊回复；检查预约包括预约申请和预约回复。

医疗机构检查检验结果互认包括检查影像与报告发布、检查报告查找、检查报告获取、检验报告发布、检验报告查找和检验报告获取。

医疗机构工作人员可以通过区域卫生信息平台直接发布、查找、获取患者的

医学检验、医学影像检查结果，有效利用医疗资源，简化患者就医环节，减少重复检查，降低患者医疗成本，改进医疗服务。

医疗卫生机构信息查询包括人力资源信息查询、机构信息查询、医保信息查询、药品与血液信息查询、政策法规信息查询和综合信息查询。其中，人力资源信息查询包括卫生应急专家查询、医疗卫生专家查询、医师资格查询、护士资格查询、医师执业注册查询、护士执业注册查询和卫生监督员资格查询；机构信息查询包括医疗机构电子地图查询；医保信息查询包括定点医院资格结果查询、定点医院诊疗项目查询、医保药品目录查询、居民医保急诊病种目录查询、医保慢性病病种目录查询和医保重大疾病目录查询；药品与血液信息查询包括药品信息查询、药品中标结果查询、血站库存量查询和医疗机构血液库存查询；政策法规信息查询包括卫生政策法规查询、医疗服务价格标准查询、药品价格标准查询、血液供应价格标准查询、卫生行政事业收费项目查询、医保政策查询和新农合政策查询；综合信息查询包括行政审批项目查询、行政审批结果查询和大型医用设备电子地图查询等。

医疗卫生机构信息查询服务能够使医疗卫生工作者及时了解医疗卫生工作政策和现状等信息，通过查询所需的医疗卫生信息，方便医疗卫生工作者作出合理的临床决策。

医疗卫生机构信息公告服务包括传染病疫情公告、卫生许可受理范围、卫生许可申请流程、卫生许可审批流程、申请行政复议流程、医疗广告管理办法、医疗广告审批流程、卫生执法公告、卫生处罚公告和医疗购销不良记录公告。

医疗卫生机构信息公告服务可以方便医疗卫生机构及时获取传染病疫情信息并作出决策，帮助了解卫生医疗申请工作办理流程和卫生医疗法律等，规范医疗卫生机构的行为。

四、医疗卫生人员对区域卫生信息平台的使用

医疗卫生人员对区域卫生信息平台的使用包括：执业注册申请、执业资格查询、业务信息查询、信息公告和科研教育信息五个方面。

执业注册申请包括医师执业注册申请和护士执业注册申请，申请人根据公众服务平台提供的注册申请提示和申请流程，在区域执业注册申请系统中填写有关信息（如姓名、医师和护士资格类别及级别、医师和护士资格证及证书编码等），医务科和护理部对申请人所填的信息进行审核，指出需要修改的信息，审核通过后则发送邮件提醒申请者需提交的纸质材料以及提交时间。受理申请的卫生行政部门对不符合条件不予注册的，系统将通知申请人并说明理由。对于需要收回医师执业证书的进行注销注册，对于医师变更执业地点、执业类别、执业范围等，可通过平台变更注册。

执业资格查询包括医师资格查询、护士资格查询、医师注册结果查询和护士注册结果查询。区域卫生信息平台存储了本区域所有的医师资格、护士资格、医

师注册结果和护士注册结果信息，可通过医师或护士姓名等信息进行查询。平台网站将准予注册和注销注册的人员名单予以公告，并由省级人民政府卫生行政部门汇总，报国务院卫生行政部门备案。

业务信息查询包括居民健康档案查询、居民诊疗信息查询、药品信息查询、医保药品目录查询、行政审批项目查询、卫生政策法规查询和医疗卫生标准查询等。当医疗卫生机构人员需要这些业务信息时，只需将所需信息输入自助查询系统或是发送短信，系统就能回复详细的信息。通过此项服务，医疗卫生机构人员可以及时了解最新的业务服务信息，获得最及时的业务帮助。

信息公告包括专业技术职务资格公告、人事招聘信息公告和传染病流行趋势预报。专业技术职务资格公告内容包括评审工作的通知、评审委员会人员、评审公示内容、评审范围与办法、评审结果公示、资格证书领取等；人事招聘信息公告提供招聘单位、岗位、要求、简历投送、面试名单等信息，招聘结束后有些单位还会公布录取名单；传染病流行趋势预报是由疾控中心将传染病流行趋势发布到公众平台，引起医疗卫生机构人员重视并采取相应的措施。

科研教育信息包括科学研究和医学教育，科研教育信息服务的目的是培训卫生技术人员，提高他们的知识水平和科研能力。对卫生技术人员进行在职教育非常重要。科研教育信息服务可为医学科研的选题、立项、研究经费情况、成果、知识产权等信息进行存储管理，可供卫生技术人员选择与查找。公众服务平台能够提供医疗卫生机构与医学信息研究所的链接，方便卫生技术人员获取医学信息分析评价与科技查新咨询、定题、文献检索与全文传递、馆际代查、论文收录和引用检索等服务。

五、公共卫生专业机构对区域卫生信息平台的使用

（一）疾病预防控制中心

疾病预防控制中心通过区域卫生信息平台实时从各医院、社区卫生服务中心（站）获取疾病个案信息，智能分析出区域群体疫情信息，与医疗机构联网完善传染病的上报流程和模式，提高上报效率和质量，实现传染病、慢性病、精神病等疾病的实时监控和预警报告。

方便、实时地将疾病预防控制信息和方案发布至区域卫生信息平台，让整个区域内的所有卫生机构紧密结合在一起，将该体系纳入全区域应急联动体系和卫生信息网络体系，实现业务联动，共同构筑区域居民疾病预防的健康大堤。

（二）卫生监督机构

卫生监督机构通过区域卫生信息平台建立起管理对象档案，通过管理对象档案实现不同机构、不同业务领域间的信息共享，通过管理对象档案和居民健康档案关联，实现个人健康管理和人群管理的统一。通过信息共享，加强执法力度，杜绝

人工管理的弊端，实现卫生监督的实时、动态的高效管理，覆盖到全市各卫生监督所、医院、娱乐场所、食品加工、餐饮、公共卫生和学校等，形成集卫生监督信息收集、加工、存储、检索、分析、研究、传输为一体的综合信息网络体系。

（三）急救中心和公共卫生突发事件处置机构

基于区域卫生信息平台和区域卫生数据中心，建立区域急救中心和公共卫生突发事件应急指挥机制和规范。

急救中心可以及时、准确地进行社会急救医疗信息资料、声像、业务档案的收集、等级分类和归档，完成各类院前急救医疗数据、报表的统计工作，实现急救业务的日常受理、派车、医疗救助，应急事件急救的指挥和调度，以及相应的信息统计。

通过建立120急救管理系统，使急救用户发出的呼叫信息以及系统产生的信息包括急救中心受理情况、医院出车情况、中心值班人员情况等能够定期上报至区域卫生信息平台。

通过区域卫生信息平台，建立疾病电子监测机制，收集媒体网络信息和交通通报等信息，进行公共卫生突发事件监测和公共卫生突发事件相关预警处理。

在疫情暴发或出现公共卫生突发事件等重大危害时期，进行医疗资源统一调度、院前急救、医疗救治、过程跟踪与反馈等医疗救治信息服务和管理职能。

（四）健康教育中心

通过区域卫生信息平台获得更全面、准确的疾病分布情况和居民对健康教育的需求信息，有针对性地进行健康教育计划，及时发布健康教育知识，举办健康教育活动，评价健康教育效果，进行健康知识测试等，提升全区域居民的健康素养和健康水平。

六、卫生行政部门对区域卫生信息化的使用

区域卫生信息系统建成后，可以为政府提供应急指挥的信息支撑系统，提高决策水平和效率，为民办实事。

卫生行政部门利用卫生信息系统建立涵盖区域全民诊疗信息、预防保健信息、公共卫生信息等全面的卫生数据中心，利用平台采集到的海量数据，实现对业务、管理有效的数据支持。同时由于对区域的在运行系统的数据有了跟踪能力，及时关注，避免管理上的被动。

政府可以利用公共卫生突发事件应急指挥和处理平台，结合社会各方的资源，加强对公共卫生突发事件的监测和预警；当有公共卫生突发事件发生时，可以按照应急预案及其启动程序要求，应对各种公共卫生突发事件，保证公共卫生突发事件应急处理工作有力、有效、有序地进行，维护正常的社会秩序和生活秩序。政府通过网络可以随时查阅区域内医疗卫生行业各种最新的统计数据，加强

宏观管理，优化卫生资源的配置，为城乡居民提供更加便捷的健康服务，保障区域内各类人才的健康需求，增强区域竞争能力。

可以通过网络全面掌握全区医疗卫生服务体系、救助体系、保障体系等方面的详细资讯，为制定区域内公共卫生政策提供准确依据。

利用数据中心和卫生信息平台对区域内各种医疗卫生数据进行采集、归并与挖掘分析，提供业务监督与决策支持。

七、其他用户对区域卫生信息化的使用

区域卫生信息化的用户还包括药监部门、医疗保险机构、医药研究和生产机构、商业保险公司等部门。

药监部门可以通过区域卫生信息平台，获得丰富的药品使用有关数据，进行实时在线的不良药物事件的监测，提供用药分析服务等。

医疗保险机构可以通过区域卫生信息平台，掌握大量健康数据，对这些数据进行统计分析，了解医疗整体面貌，进一步辅助和推动医保/新农合业务的开展，并完成审核监督、定点医疗机构布点、医保政策制定或更新等辅助管理。

医药研究和生产机构可以在授权、保护隐私和监管的前提下访问区域卫生信息平台医疗健康数据，获得第一手市场数据，对销售策略、产品策略、药品的疗效作出准确的判断。

商业保险公司可以借助该信息网络平台获得更全面、准确的健康档案，为居民提供更加丰富、更加便捷的健康服务。

第三节　平台资源供应方

一、信息提供方

信息提供方产生大量需要共享的信息，经过系统的需求分析，将业务上有紧迫共享需求并可以共享的信息，在标准化处理后，作为信息资源输入，存储在区域卫生信息平台上。这些信息包括各种医疗机构产生的诊疗结果记录，如实验室检查结果、诊断、治疗方案等，公共卫生机构产生的实验室检验、重点传染病检测等信息，居民对自己个人健康信息的维护等。

（一）医疗服务信息

医疗服务信息主要由医疗服务卫生机构为区域卫生信息平台提供。医疗服务信息是指以区域内医院人、财、物为中心的相关数据，包括临床业务数据（门诊、住院、病案）、医院运行情况、医师护士及其他人员信息、医院物资设备及财务信息等。

其中，业务信息主要来源于门诊、药房、医技科室、医生站、护士站及财

务、人事劳资、医务质量、后勤管理等业务。内容包括门诊业务信息（门急诊流量、挂号、门诊收费、科室及医师工作量、患者资料、处方用药等）、住院业务信息（患者费用、住院患者统计分析、死亡患者统计分析、床位使用状况、用药情况统计等）、病案首页业务信息（分科医疗费用、诊断质量、手术质量、登记统计表、疾病分类、年龄分类、单病种质量控制、部分病种费用、死亡分类情况、产科情况统计，就诊患者来源、病案质量情况等）、药品业务信息、医技业务信息、医疗保险信息、处方医嘱信息、科研教学信息、疾病发病信息、患者死亡信息、医院卫生统计报表、医疗资源信息（人员、设备、床位）等。其中，门诊业务信息、住院业务信息、病案首页业务信息是医院医疗业务共享信息的主要组成部分。[①]

（二）公共卫生信息

公共卫生体系由国家公共卫生机构、地方公共卫生机构和基层公共卫生组织组成，包括疾病预防控制（卫生防疫）机构、120 急救中心、妇幼保健机构、传染病及精神病防治机构等的机构与组织，肩负起医疗救治、疾病预防、健康促进、环境卫生、传染病防治、个人卫生教育、疾病早期诊治等公共卫生职责。

公共卫生信息按公共卫生的业务领域来分，包括儿童保健信息、妇女保健信息、疾病控制信息、疾病管理信息等方面。

具体数据标准需符合《WS 363—2011 卫生信息数据元目录》《WS 364—2011 卫生信息数据元值域代码》《WS 365—2011 城乡居民健康档案基本数据集》，文档格式按照《WS ×××—2012 卫生信息共享文档规范》。

1. 儿童保健

儿童保健包括：

出生医学登记：出生医学证明。

新生儿疾病筛查：新生儿疾病筛查记录表。

儿童健康体检：0~6 岁儿童健康体检记录表。

体弱儿童管理：体弱儿童管理记录表。

2. 妇女保健

妇女保健包括：

婚前保健服务：婚前医学检查表、婚前医学检查证明。

妇女病普查：妇女健康检查表。

计划生育技术服务：计划生育技术服务记录表。

孕产期保健与高危管理：产前检查记录表、分娩记录表、产后访视记录表、产后 42 天检查记录表、孕产妇高危管理记录表。

产前筛查与诊断：产前筛查与诊断记录表。

---

① WS T 448—2013 基于居民健康档案的区域卫生信息平台技术规范。

出生缺陷监测：医疗机构出生缺陷儿登记卡。

3. 疾病控制

疾病控制包括：

预防接种记录：个人预防接种记录表。

传染病记录：传染病报告卡。

结核病防治：结核病患者登记管理记录表。

艾滋病防治：艾滋病防治记录表。

血吸虫病管理：血吸虫病患者管理记录表。

慢性丝虫病管理：慢性丝虫病患者个人随访记录表。

职业病记录：职业病报告卡、尘肺病报告卡、职业性放射性疾病报告卡。

职业性健康监护：职业健康检查表。

伤害监测记录：伤害监测报告卡。

中毒记录：农药中毒报告卡。

行为危险因素记录：行为危险因素监测记录表。

死亡医学登记：居民死亡医学证明书。

4. 疾病管理

疾病管理包括：

高血压病例管理：高血压患者个人随访表。

糖尿病病例管理：糖尿病患者个人随访表。

肿瘤病病例管理：肿瘤报告与个人随访表。

精神分裂症病例管理：精神分裂症患者个人年检表、随访表。

老年人健康管理：老年人健康管理随访表等。

（三）居民个人信息

居民个人相关信息全部收录进居民健康档案。这些数据主要包括个人基本资料、健康属性资料和健康专项记录资料以及健康索引记录。

个人基本资料主要包括可以辨别个人身份的数据，比如姓名、身份证、地址等。这些数据通常是通过医疗卫生系统收集的。这类数据使用统一的健康编码，可以跨部门、跨数据库与某个居民个体建立直接联系。

个人基本资料内容：人员 ID（健康编码）、医疗卡号、姓名、性别、出生日期、出生地、民族、国籍、文化程度、婚姻状况、职业、工作单位、家庭住址、户口地址、户口类型、联系方式（固定电话、移动电话）、证件类型、证件号、建档单位、建档日期、建档人员。

健康属性资料主要包括可能影响个人生长发育及其身心健康的个人健康行为、家庭因素、社区卫生资源等数据。这类数据主要从城乡社区卫生服务机构中运行的健康档案管理系统中采集，由社区医生定期更新。

健康属性资料内容：目前健康状况、血型、既往病史、手术史、药品过敏史、慢性疾病情况、免疫接种史、出生史、月经史、生育史、个人生活习惯（吸烟情况、饮酒情况、饮食嗜好、体育锻炼情况、作息情况）、家庭情况（居住情况、卫生情况、家庭指导）。

健康专项记录资料是个人在医院就诊或在社区卫生服务中心（服务站）等公共卫生服务机构接受各种公共卫生服务时产生的健康活动的详细数据。从出生到死亡全过程中所有健康活动记录汇总起来就构成了个人"动态"健康档案。健康专项记录资料根据业务类型分为九大类。各区域卫生信息中心的健康档案索引中心可根据业务的细化和扩展定期补充小类。

健康索引记录是数据进入数据中心时，对照其所属的九大健康专项类别，分类存储，形成九大健康专项库。同时将生成的索引信息加入到目录索引库。数据中心提供统一的数据接口标准，相应机构需要按其接口标准进行一定的改造。

（四）卫生监管信息

区域卫生信息系统的部分数据来源于卫生监管部门执行职能过程中产生的各类信息。

1. 医疗卫生服务监管信息

医疗卫生服务监管信息主要来源于医疗卫生服务行为与质量监管、医疗卫生机构准入与运行监管、卫生经济监管、妇幼卫生监管和社区卫生监管。

医疗卫生服务行为与质量监管主要是对医院等医疗机构以及疾病预防控制中心、卫生监督机构、血站等卫生机构的监督和管理，包括医疗救治、医疗不良事件报告、疾病预防控制、卫生监督监测等行为与质量的监管。

医疗卫生机构准入与运行监管主要是对医院等医疗机构以及药店、疗养院、专科疾病防治院、采供血机构等卫生机构的准入以及运行状况的监督和管理、临床应用等各方面，如无偿献血的宣传与发动、相关软硬件设施的建设、技术的推广与应用、制度的制定与落实等。

卫生经济监管是对医疗卫生机构的财务预算、资金投入、支出等情况相关信息的掌握和监控，包括机构准入资格审批、机构许可、机构业务工作量、机构服务公开情况、财务等的监管。

妇幼卫生监管主要是对妇幼卫生保健的监督和管理，包括婚前保健、妇女病、孕产期等妇女卫生监管以及出生缺陷、计划免疫等妇幼卫生的监管。

社区卫生监管主要是对社区卫生服务的监督和管理，包括居民健康档案建档、服务满意度、机构服务质量等的监管。

2. 公共卫生监管信息

公共卫生监管信息主要来源于疾病预防控制监管、公共卫生突发事件应急指挥监管、卫生监督执法监管与健康监管。

疾病预防控制监管主要是对传染病、地方病、血吸虫与寄生虫病的发病情况、流行情况、预防控制与治疗情况的监督和管理。

公共卫生突发事件应急指挥监管主要是对突发的传染病、重大食物中毒和职业中毒，以及其他危害公共健康的公共卫生突发事件的监管。

卫生监督执法监管主要是对卫生监督机构所承担的公共卫生领域的监督管理状况进行监管，包括食品卫生、学校卫生、生活饮用水卫生等的监管。

健康监管主要是对公众的健康管理情况、健康档案管理情况、各类疾病患者（如高血压、糖尿病等）的健康管理情况、健康教育干预情况等的监管。

3. 卫生资源监管信息

卫生资源监管信息主要来源于卫生人力资源监管、药品/生物制品监管、卫生设施监管、医疗保险监管和新农合监管。

卫生人力资源监管主要对区域范围内各类卫生人员如医生、护士、医技人员的执业情况、职称状态、继续教育和培训等情况的监督管理。

药品/生物制品监管主要对药品/生物制品的生产、流通与应用情况，相关制度政策的执行与落实、不良反应等的监控管理。

卫生设施监管主要对卫生设施如医疗器械的生产、流通与使用情况、运行状况，床位的设置，机构建筑使用面积等的监督管理。

医疗保险监管主要包括医疗保险定点机构电子地图查询、参保人员监管、医疗保险基金监管、医疗保险定点机构审批监管、医疗保险基本药物目录查询和医疗保险费用结算监管等功能。

新农合监管主要包括新农合定点机构电子地图查询、参合人员监管、新农合资金监管、新农合定点机构审批监管、新农合药品目录外用药比例监管和新农合费用结算监管等功能。

二、技术提供方

区域卫生信息化建设的项目采购主要分为三大类：技术服务项目、软件项目和基础设施项目。

技术服务项目包括区域卫生信息化建设规划、平台和应用系统的设计、项目管理、变革管理，以及长期服务的提供和系统运营维护等。

软件项目包括各种构建在平台上的应用软件，如电子健康档案浏览器、预约挂号、双向转诊、转检、远程医疗等，系统开发软件如 .net/ java 的各种开发工具，各种中间件软件如信息传递中间件、数据清洗中间件、流程管理中间件等，数据库如 Oracle、SQL Server、DB2 等，操作系统如 Windows、Unix 等。

基础设施项目包括服务器、网络、安全、存储等。

第四节 实施步骤

当前，中国区域医疗信息已经初步形成了四种典型的发展模式：

（1）横向整合模式：由地方卫生行政主管部门牵头，横向整合医疗服务，统一建立社区卫生服务系统或医院集团，社区卫生服务系统内各社区医疗机构安装使用统一的业务软件，医院则采用异构系统接口的方式集成、连接集团内不同的医院。

（2）纵向整合模式：以大医院（或地区中心医院）为中心，外联若干个社区卫生服务站（中心），实现双向转诊和部分医疗信息共享。

（3）数字化中央集成平台模式：建立统一的数字化中央集成平台，以此平台采用异构系统接口的方式集成、连接全区域各级各类医院、社区的信息系统，实现医疗信息共享。

（4）共享医疗信息平台模式：建立一个统一的区域性数字化医疗服务信息平台（含医疗机构业务应用系统）和区域性数据中心，医疗机构不再建设本院信息系统，以交服务费的方式，使用信息平台提供的软、硬件服务，实现医疗信息共享。[1]

无论各区域采用上述哪种发展模式，都要经历以下几个基本步骤：

一、卫生信息标准建设

根据国家卫计委发布的《卫生标准工作五年规划（2014—2018 年)》，目前现行有效的卫生标准有 1 100 多项，涉及公共卫生与医疗领域的多个方面，初步形成了覆盖职业卫生、放射卫生、环境卫生、学校卫生、传染病、消毒、血液、医疗服务等 17 个专业的标准体系。[2]

目前卫生信息标准的研究进展可以分为三个方面：[3] 基本框架和基本数据集标准研究、数据类标准研究、技术类标准研究和管理类标准研究。

二、基础硬件建设

网络基础设施平台的硬件系统一般包括：数据库服务器、备份服务器、应用服务器等；交换机、路由器、防火墙、VPN 等网络设备；存储设备如磁盘阵列、磁带库等。网络基础设施平台的硬件系统配置，应根据当地实际业务需求、网络覆盖范围和规模以及经济条件，本着经济、实用、高效和分步实施的原则，选择适当的建设方案。

三、信息平台建设

区域卫生信息化的全面建设要求建立标准统一、分级管理、安全可靠的四级信息化平台。区域卫生信息平台以健康档案基本信息及医疗诊疗服务信息的采

---

① 万晓文，武媛，石应康. 区域医疗信息化建设模式选择影响因素分析［J］. 重庆医学，2012，41（23）：2436～2438.

② 国家卫生计生委办公厅关于印发卫生标准工作五年规划（2014—2018 年）的通知［EB/OL］.［2014－08－06］. http：//www.nhfpc.gov.cn/fzs/s8341v/201407/80c71a45fb81444e9b93a424c2b783fa.shtml.

③ 孟群. 我国卫生信息标准体系建设［J］. 中国卫生标准管理，2012（12）：24～31.

集、存储为基础，能够自动产生、分发、推送工作任务清单，支持区域范围内不同医疗卫生机构及相关部门业务应用系统间实现相互联通、数据共享和业务整合。

信息平台建设的重点内容包括公共卫生、计划生育、医疗服务、医疗保障、药品管理、综合管理六大业务应用系统区域，用于满足各级信息平台的业务需求，是提高卫生服务和管理水平的重要手段。区域卫生信息平台的系统建设将整合电子健康档案、电子病历数据库，以及公共卫生、医疗服务、基本药物制度和综合管理等重点业务信息系统资源，为区域内各类医疗卫生机构的联网运营提供重要支持。

四、医院信息系统建设

基于电子病历的医院信息系统，以患者电子病历的信息采集、存储和集中管理为基础，连接临床信息系统和管理信息系统，实现医疗信息共享和业务协作，是保证医院内不同业务系统之间实现统一集成、资源整合和高效运转的基础。医院信息系统也是在区域范围内实现以患者为中心的跨机构医疗信息共享和业务协同服务的重要环节。

医院信息系统建设应以管理创新为先导，基于医院战略规划确定信息化建设规划，确保信息系统建设与应用推动医院的战略目标的实现；医院信息化建设的推进应以管理与业务部门为主导，信息技术部门为辅助，选择专业化的医院信息系统供应商合作实施，做到准确把握用户需求，同时引导、启发用户需求，并转换为系统需求；认真研究并确定医院信息化建设整体解决方案，从应用软件系统、网络、数据中心、硬件平台、系统软件等多个方面充分考虑整体系统的健全性、安全性和业务连贯性的保障度，力求规避因信息系统故障造成医疗业务中断的严重不良后果；从应用层面和技术层面对应用软件系统进行正确的评估和遴选，从而控制和规避医院信息化建设的风险；另外，还需要进行合理的预算和费用控制，统一全院职工思想，强化职工信息化战略意识，开展员工观念和计算机操作技能的培训，创新医院组织架构，改进管理模式，改造工作流程，最大限度地为信息化建设做好准备。

五、业务的升级与推广

业务的升级与推广主要包括两个方面：

其一，不断完善补充系统功能，使居民健康档案日臻完善和规范，且易于调阅共享和永久存储。

其二，增加接入机构，将区域卫生信息系统覆盖到区域内所有的医疗卫生机构。以居民健康档案共享平台为基础，建立相应的信息集成平台，根据区域内医疗卫生机构信息化实际情况，选取医疗或妇幼保健机构等作为突破口，优先实施医疗机构（妇幼、社区等机构）的区域信息化，以不断完善居民健康档案内容。

将目前定义为客观病历的内容全部纳入健康档案，实现区域内健康档案的集中管理，在互联网和卫生医疗专网的平台上实现信息的共享。同时提供给居民基于身份的健康档案管理、浏览和查询服务，提供给医生基于身份的信息调阅访问服务，实现医疗机构之间的信息集成和共享，使之能满足居民保健、医疗、法律和管理上的需求。

在优先实施部分医疗卫生机构的区域信息化后，再扩大到区域内包括社区卫生服务中心和乡镇卫生院等基层医疗机构，实现基层医疗卫生机构之间、基层医疗卫生机构与城市大型医疗卫生机构之间信息的相互联通。针对基层医疗机构信息化建设基础差、经费不足和 IT 专业人员缺乏的特点，建议选择由大型医疗机构以快速经济的方式对其进行信息系统的托管，从而快速实现区域内所有卫生医疗机构的信息共享与利用。既满足不同群体的不同需要，也快速缩小城乡间的卫生服务差距，让区域卫生信息化的成果惠及广大农村地区的居民。

第六章　区域卫生信息化的实践

第一节　市级区域卫生信息化集成体系

一、区域卫生信息集成体系概述

本项目以市卫生局为龙头，涵盖区卫生局、社区卫生服务中心、各级农村合作医疗管理中心、乡镇卫生院、妇幼保健中心、疾病控制中心等，以实现多部门间医疗卫生服务信息的相互联通、资源整合和信息共享为目的，建立市区域医疗卫生服务信息交换平台，实现社区卫生服务、新农合、疾病控制和妇幼保健服务的规范化管理，实时为政府各部门和专业机构提供第一手完整资料，为卫生主管部门加强监管和科学决策提供依据。

（一）项目背景

市卫生服务体系经过多年的建设正从纵向到底向横向到边发展。由省、市、区县、乡镇等行政架构中同类业务机构组成的纵向服务网络，主要强调内部的业务发展与专业细分；由社区卫生服务中心分别与区域医疗中心、妇幼保健中心、疾病控制中心等组成的横向两级服务网络则更多强调根据服务对象（客户）的需求配置资源。为充分利用现有的卫生资源，用比较低廉的费用提供比较优质的服务，满足广大人民群众基本医疗服务需求，全市构建了区域性卫生信息集成管理体系，实现了对卫生资源的充分利用，并为全市社区居民提供个性化的服务，从而提高社区卫生服务和妇幼保健等机构的竞争力和生存能力，满足居民基本卫生服务不断增长的业务需求和不断变化的卫生服务需求。

近年来，全市社区卫生服务取得了长足的进步。作为一个拥有近千万人口的特大城市，全市7个中心城区现有456个社区卫生服务中心（站），已经建立起比较完善的社区卫生服务网络体系。8个边远城区现有306个乡村卫生服务中心（站），基本上覆盖了新型农村合作医疗体系，并已经初步实现了信息系统支撑下的，以费用审核、监管和报销为核心的管理流程的正常运行。两者同时作为基本医疗的重要组成部分，对区域内卫生事业的发展产生重要作用。社区卫生服务和新型农村合作医疗的信息化建设，对区域内的社区卫生服务和新型农村合作医疗的管理，以及区域卫生可持续发展具有特殊的重要意义。

目前，全市社区卫生服务中心运行的社区卫生服务信息系统、妇幼保健信息系统、免疫接种管理系统、疫情直报系统等均出现"信息孤岛"的现象。它们各成体系，尚未实现区域内社区卫生服务的信息整合和共享，不能满足全市基本医疗和公共卫生服务信息管理的要求。社区卫生服务中心与服务站之间，与市、区卫生行政部门之间，与其他社区卫生服务中心之间没有建立数据交互平台和网络连接。边远城区乡镇卫生院与卫生行政管理部门之间、社区卫生服务和新农合之间未能及时共享信息，影响了卫生信息资源的合理配置和卫生决策。同时，全市现有的社区卫生服务机构内部业务流程缺乏规范，各自为政，社区卫生服务信息系统运行缺乏统一的信息标准，区域内社区卫生服务信息无法交流与共享，直接影响到全市区域卫生信息化的建设和发展。

（二）区域卫生信息集成内容

本项目研究的市级区域卫生信息集成是以社区卫生服务为核心，实现社区卫生服务信息系统与儿童计划免疫、妇幼保健、结核病防治、医疗服务（心电图、彩色 B 超、检验）等系统的信息集成。

（三）区域卫生信息集成技术

全市区域内社区卫生信息系统、疾病控制和妇幼保健信息系统是相对独立发展的几类系统，支撑着区域内基本医疗、公共卫生服务的运行与管理。此类集成属于典型的异构系统整合，涵盖了平台集成技术、数据集成技术、应用集成技术、业务流程集成技术和集成标准等诸多方面。

区域卫生信息集成技术包括中间件技术、业务流程管理技术、数据仓库技术、XML 技术、J2EE 平台及基于 Java 的 EJB、CORBA、JMS 等技术。

（四）区域卫生信息集成体系架构

区域卫生信息集成体系架构主要由部门业务系统、数据交换平台、数据中心平台以及统一应用平台等四部分组成。数据交换平台涉及各个部门的业务系统，需要进行抽取和交换，将这些部门的医疗卫生数据整合到数据中心后，形成综合数据库和数据仓库。基于数据中心平台，建立综合查询分析支持平台，提供查询分析、报表管理和主题分析等主要功能。同时，项目建设还需要为各个部门建立信息发布网站。从数据交换平台到数据中心平台，再到综合查询分析支持平台和网站平台，整个系统的管理需要统一规划和集成。全市以社区为基础的区域卫生信息集成体系的构架如图6－1所示。

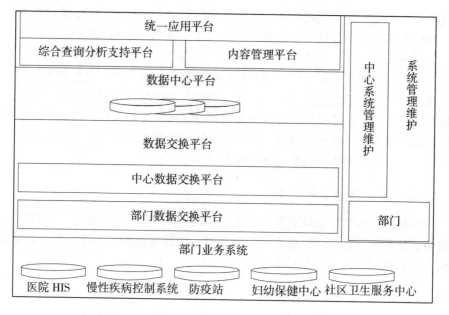

图 6-1 市级区域卫生信息集成体系构架图

二、社区卫生服务信息系统

（一）社区卫生服务信息系统分析

1. 组织结构分析

社区卫生服务信息系统的信息发布网站是一个面向卫生局、妇幼保健中心、疾病控制中心、社区卫生服务中心等四个部门的电子政务平台。从应用的视角，组织机构可以分为：管理部门（或可对应为卫生局信息中心）、卫生局下属各部门（目前主要是妇幼保健中心、疾病控制中心、区卫生局）。社区卫生服务信息系统的组织结构如图 6-2 所示。

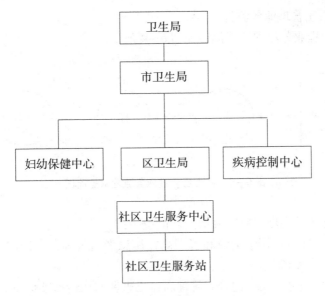

图6-2　社区卫生服务信息系统组织结构图

2. 业务流程分析

（1）健康档案管理业务流程。

健康档案管理业务流程数据流图如图6-3所示。

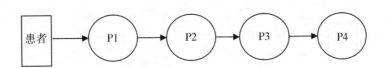

图6-3　健康档案管理业务流程数据流图

各数据流（以字母和数字表示）功能说明：

P1（家庭档案）：用于记录和管理患者家庭基本信息，建立全市统一的家庭档案库。数据录入完毕后，进入P2。

P2（个人档案）：用于录入和管理个人核心信息，建立全市统一的个人档案库。数据录入完毕后，若想进行下一步操作，进入P3。

P3（长期性问题）：用于记录和管理患者长期存在的一些病情。在个人档案的基础上建立全市统一的患者长期性问题档案库。数据录入完毕后，若想进行下一步操作，进入P4。

P4（年检）：在个人档案的基础上建立全市统一的年检档案库。年检包括以下子项：健康检查、生活方式、健康评价、现有疾病。

（2）高血压管理业务流程。

高血压管理业务流程数据流图如图 6 - 4 所示。

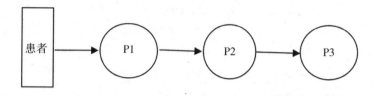

图 6 - 4　高血压管理业务流程数据流图

各数据流（以字母和数字表示）功能说明：

P1（高危登记）：用于记录和管理高血压患者出现高危情况时的各项信息。输入完毕后，转入 P2。

P2（专项档案）：用于记录和管理高血压患者的病情诊断信息，建立统一的高血压专项档案库。输入完毕后，转入 P3。

P3（随访记录）：记录对患者的随访信息，建立统一的高血压随访记录库。

（3）糖尿病管理业务流程。

糖尿病管理业务流程数据流图如图 6 - 5 所示。

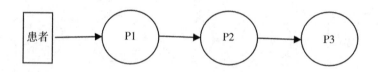

图 6 - 5　糖尿病管理业务流程数据流图

各数据流（以字母和数字表示）功能说明：

P1（高危登记）：用于记录和管理糖尿病患者出现高危情况时的各项信息。输入完毕后，转入 P2。

P2（专项档案）：用于记录和管理糖尿病患者的病情诊断信息，建立统一的糖尿病专项档案库。输入完毕后，转入 P3。

P3（随访记录）：记录对患者的随访信息，建立统一的糖尿病随访记录库。

（4）精神病管理业务流程。

精神病管理业务流程数据流图如图 6 - 6 所示。

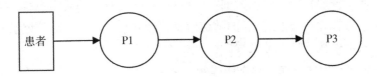

图6-6　精神病管理业务流程数据流图

各数据流（以字母和数字表示）功能说明：

P1（线索登记表）：用于登记和管理未确诊但有类似病情的线索信息。输入完毕后，转入P2。

P2（登记卡）：用于登记和管理精神病患者的基本资料和病情的相关信息。输入完毕后，转入P3。

P3（随访表）：记录对患者的随访信息，建立统一的精神病随访记录库。

（5）残疾人管理业务流程。

残疾人管理业务流程数据流图如图6-7所示。

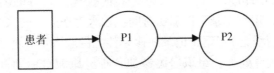

图6-7　残疾人管理业务流程数据流图

各数据流（以字母和数字表示）功能说明：

P1（残疾人登记）：用于登记和管理残疾人信息，输入完毕后，转入P2。

P2（随访表）：记录对患者的随访信息，建立统一的残疾人随访记录库。

（6）妇幼保健管理业务流程。

妇幼保健管理业务流程数据流图如图6-8所示。

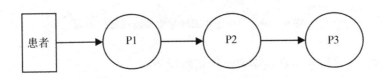

图6-8　妇幼保健管理业务流程数据流图

各数据流（以字母和数字表示）功能说明：

P1（儿童管理）：用于登记和管理儿童信息。输入完毕后，转入P2。

P2（产前管理）：用于记录和管理孕产妇诊断信息。输入完毕后，转入 P3。

P3（产后管理）：记录产后的随访信息，建立统一的妇幼随访记录库。

（7）其他疾病管理业务流程。

其他疾病管理业务流程数据流图如图 6－9 所示。

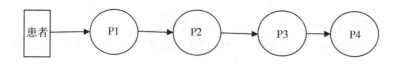

图 6－9　其他疾病管理业务流程数据流图

各数据流（以字母和数字表示）功能说明：

P1（其他疾病登记）：主要用于记录和管理其他慢性疾病和传染病的信息。输入完毕后，转入 P2。

P2（其他疾病随访）：用于记录患有其他疾病的患者的随访信息，有一个"下次随访日期"，用作记录下次随访时间。输入完毕后，转入 P3。

P3（健康教育登记）：用于记录随诊宣传、健康咨询、健康讲座、健康教育传播材料、健康教育处方、组织居民参加各种健康教育活动等信息。输入完毕后，转入 P4。

P4（传染病登记）：用于记录管理各传染病的信息。

（8）门诊医生工作站业务流程。

门诊医生工作站业务流程数据流图如图 6－10 所示。

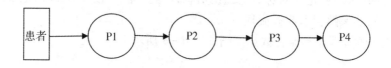

图 6－10　门诊医生工作站业务流程数据流图

各数据流（以字母和数字表示）功能说明：

P1（SOAP）：就诊记录程序处理中心。输入完毕后，转入 P2。

P2（检查化验）：患者检查化验单记录处理中心。输入完毕后，转入 P3。

P3（处方信息）：患者处方明细记录中心。输入完毕后，转入 P4。

P4（服务器响应已准备数据）：将已准备好的数据发送到服务器，最终需要的处方数据。

（9）日常报表设计业务流程。

日常报表设计业务流程数据流图如图 6-11 所示。

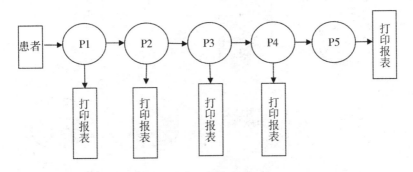

图 6-11 日常报表设计业务流程数据流图

各数据流（以字母和数字表示）功能说明：

P1（建档明细报表）：主要用于统计某段时间内该用户对应的社区中心所属各站点各种患者的人数。若统计或者打印报表后，想进入下一步操作，请转入 P2。

P2（工作量统计报表）：主要用于统计用户对应的社区中心医生在某段时间内的工作量。若统计或者打印报表后，想进入下一步操作，请转入 P3。

P3（高血压管理报表）：主要用于统计某段时间内该用户对应的社区中心所属各站点高血压患者的人数。若统计或者打印报表后，想进入下一步操作，请转入 P4。

P4（糖尿病管理报表）：主要用于统计某段时间内该用户对应的社区中心所属各站点糖尿病患者的人数。若统计或者打印报表后，想进入下一步操作，请转入 P5。

P5（重点慢性病管理报表）：主要用于统计某段时间内该用户对应的社区中心所属各站点重点慢性病患者的人数。统计或者打印报表后，即可进入门诊住院报表。

3. **数据交换流程设计**

数据交换平台包括部门数据交换平台和中心数据交换平台，以及数据交换平台中部署的各种应用适配器。在各部门及数据中心部署应用集成（EAI）中间件，分别建立部门数据交换平台和中心数据交换平台，实现各部门之间的数据交换和共享。各部门的共享业务数据，在政策允许的情况下，能快速地集成到全市社区卫生服务信息系统数据中心，并能根据共享权限发布给各部门，实现数据的共享和交换。

全市社区部门数据交换卫生服务信息系统的数据交换流程图如图 6-12 所示。

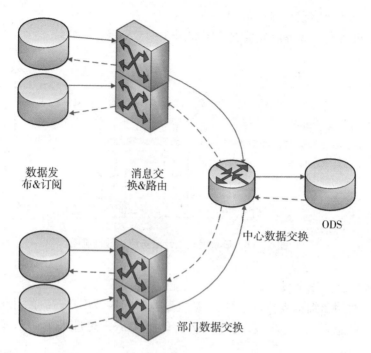

图 6 - 12　全市社区部门数据交换卫生服务信息系统的数据交换流程图

（二）社区卫生服务信息系统设计

1. 总体架构设计

（1）设计目的。

社区卫生服务信息系统设计目的是支持社区卫生服务中心（站）公共卫生和基本医疗的业务服务和业务管理，满足区域内医疗卫生信息资源的交换与共享，提高社区卫生服务的工作效率和业务水平。

（2）设计原则。

以"整体设计、分步实施"为总体原则，具体的原则包括以下几点：

①先进性和标准化：在保障系统的技术先进性的同时，注意考虑系统对未来技术发展方向的适应性。

②扩展性和开放性：在系统架构和功能上必须具备很好的扩展性和开放性，最大可能地支持各种政务、业务管理系统的信息交换需求；具有平滑升级的能力，易于扩展，以适应将来规模拓展的需要。

③安全性：遵循国家有关电子政务建设的有关规范和精神，确保系统、数据、访问等各个方面的安全。

④易用性和可维护性：系统的易用性是保障系统尽快部署和发挥效益的重要因素，系统在管理维护方面应该简单方便，有效保证系统稳定可靠运行，控制系

统运行成本。

⑤可靠性和稳定性：系统方案设计必须具有较高的可靠性，关键设备关键部件应有冗余配置，提供各种故障的快速恢复机制。

（3）总体框架图。

社区卫生服务信息系统平台由支撑平台软硬件系统、数据交换平台、数据中心平台、应用平台、标准规范体系和信息安全体系六大部分组成，其总体架构如图 6 – 13 所示。

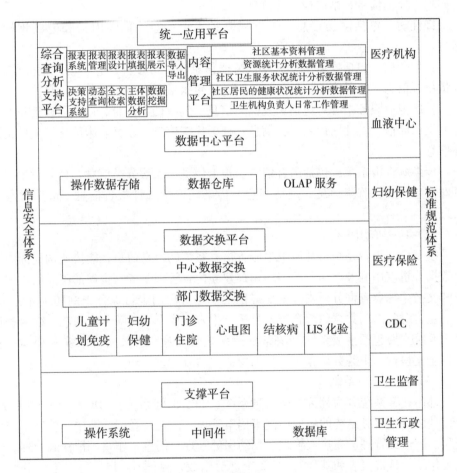

图 6 – 13 社区卫生服务信息系统总体架构图

2. 系统功能设计

（1）数据交换平台及数据中心平台。

数据采集和交换的内容来源于各个机构真实的业务系统数据源。主要内容有：

基础数据：包括辖区编码信息、街道编码信息、家庭结构类型、家庭生活周期、健康问题类型、医疗费用类型、卫生服务类型、部门代码信息、职务代码信息、学历代码信息、民族代码信息、职业代码信息、关系代码信息、血型代码信息、疫苗代码信息、ICPC 编码信息、ICD10 类型信息、器官系统编码、医疗组成编码等信息。

妇幼保健系统：包括产前保健信息、分娩保健信息、产后访视信息、幼儿园保健信息、社区儿童保健信息、妇女病查治信息、妇女儿童营养分析、出生医学证明信息、新生儿缺陷监测信息、围产儿监测信息、七岁以下儿童监测信息、孕产妇死亡监测信息、婚前检查等信息。

慢性病：包括随访信息、慢性病高危人群信息、危险因素和健康年检等信息。

计划免疫：包括疫苗信息、疫苗流通信息、日常接种信息、辖区划分信息、剂量单位信息、接种率监测信息、计划免疫年报信息、应急接种等信息。

社区卫生服务中心：包括家庭档案信息、健康档案信息、社区门诊信息、社区卫生保健信息、社区计划生育信息、社区疾病信息、家庭病床信息、随访记录等信息。

传染病直报系统：包括患者信息、报卡信息、疾病分类信息、公共卫生突发事件信息、症状监测信息、疫情信息、传染病疫情统计报告信息、应急预案等信息。

（2）统一应用平台。

统一应用平台是全市社区卫生服务信息系统的信息门户，能快速构建面向综合数据分析应用服务，为各部的用户建立内容管理服务，实现部门间的数据共享和交换。综合查询分析支持平台提供卫生主管部门进行综合查询和统计分析，建立包含对各部门数据的综合查询分析、报表生成及发布等分析功能。综合查询分析系统主要包括报表系统和决策支持系统两部分。决策支持系统实现动态查询、全文检索、主题数据分析、数据挖掘、绩效考核等功能。

（3）部门业务系统。

部门业务系统分为社区卫生信息系统、妇幼保健系统、CDC 疾病控制系统。全市社区卫生服务系统的功能由健康档案管理、慢性病登记、糖尿病管理、档案迁移、高血压管理、残疾人管理、妇幼保健管理、门诊工作站、精神病管理、住院工作站、日常报表和其他管理 12 个部分组成，见图 6－14，每一个部分可以细分成一些小的功能模块，详细的功能描述见表6－1。

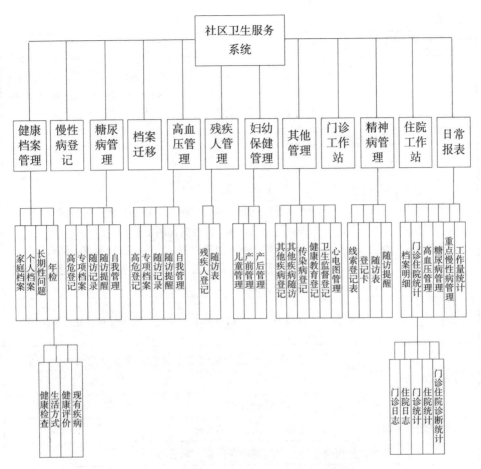

图6-14　全市社区卫生服务系统功能结构图

表6-1　全市社区卫生服务系统功能描述

序号	模块	基本功能	描述
1	健康档案管理		建立全市统一的健康档案库，提供新建、更新、编辑及删除相关模板功能
			协调公安、民政、计生等部门接口，获取人口、出生、计生等数据，形成本社区居民、育龄妇女、各年龄层儿童、60~74岁老人、75岁以上老人名册等
			健康档案和各专项子档相连，根据业务自动更新主档内容，系统信息自动归档，供各部门、各系统调阅和应用
			具有自动校对、验证等质量控制功能，减少录入的重复和错误
			根据档案自动生成儿童、产妇、慢性病患者等随访计划，自动检索并且提示到期、过期的随访清单

121

（续上表）

序号	模块	基本功能	描述
			交换系统主表数据采用统一的标示符号来确定，机构如下：国家代码＋省代码＋市代码＋区代码＋社区代码＋出生年月＋出生序号
2	社区健康档案	录入模块	录入社区基本资料
		修改模块	内容修改、删除、停止管理
		综合管理模块	迁出、迁入、撤销管理
		查询分析模块	自动社区诊断（男女比例、年龄结构比、患病排名、死亡原因、常见疾病、慢性病比例分析等） 智能工作提醒：根据权限，对医生、领导等不同角色展示不同工作平台，展示随访计划并且提示到期、过期的随访清单等功能
		报表模块	自动报表（人口学、卫生状况、疾病分布、死亡原因等）
3	家庭健康档案	录入模块	记录和管理患者家庭基本信息，建立全市统一的家庭档案库
		修改模块	内容修改和分析
		综合管理模块	迁出、迁入、撤销管理
		查询分析模块	自动家庭健康评估表、家系图
		报表模块	自动报表（管理家庭数、平均人数、主要疾病等）
4	个人核心健康档案	录入模块	录入个人档案首页、长期健康问题目录
		修改模块	内容修改和更新
		综合管理模块	迁出、迁入、撤销管理
		查询分析模块	根据家庭编号和身份证号码等关键字查找家庭或者个人档案核心信息，提供多档合一的浏览功能
		报表模块	自动报表（建档数等）
5	个人健康年检档案	录入模块	录入每次健康体检记录
		修改模块	内容修改和更新
		综合管理模块	迁出、迁入、撤销管理
		查询分析模块	根据家庭编号和身份证号等关键字查找个人档案年检信息
		报表模块	自动报表（建档数等）

（续上表）

序号	模块	基本功能	描述
6	个人门诊诊疗记录	录入模块	录入SOAP
		修改模块	内容修改和更新（规则、权限）
		模板管理模块	SOAP模板
		查询模块	历史记录查询
7	高血压管理	录入模块	首访记录、随访记录
		修改模块	首访记录、随访记录
		随访提醒模块	根据随访记录进行提醒
		查询分析模块	按条件查询首访记录、随访记录、失访记录、血压变化图等
		综合管理模块	转组管理，迁出、迁入、撤销管理
		统计报表模块	重点管理对象报表、一般对象年报表，高血压危险因素统计分析
8	糖尿病管理	录入模块	首访记录、随访记录
		修改模块	首访记录、随访记录
		随访提醒模块	根据随访记录进行提醒
		查询分析模块	按条件查询首访记录、随访记录、失访记录、血糖变化图等
		综合管理模块	迁出、迁入、撤销管理
		统计报表模块	一般对象年报表，重点管理对象（男女合计）
9	结核病管理	录入模块	录入结核病等患者登记建档表、随访表
10	门诊管理	录入模块	录入门诊日志
		修改模块	内容修改和更新（规则、权限）
		查询统计模块	按条件查询统计门诊人次、费用等
11	住院管理	录入模块	录入住院日志
		修改模块	内容修改和更新
		查询统计模块	按条件查询统计门诊人次、费用等
12	财务管理	录入模块	录入财务管理内容
		修改模块	内容修改和更新（规则、权限）
		查询统计模块	按条件查询统计医院财务数据

（续上表）

序号	模块	基本功能	描述
13	家庭病床管理	录入模块	家庭病床建床表
		修改模块	内容修改和更新（规则、权限）
		床位管理模块	修改、删除、撤销已经建立的床位
		出诊提醒模块	为医生制订出诊计划，有自动提醒的功能
		报表统计模块	在床患者统计、疾病统计、工作月报
14	残疾人康复管理	录入模块	录入残疾人登记建档表、随访表
		修改模块	内容修改和更新
		综合管理模块	迁出、迁入、撤销管理
		统计报表模块	残疾人康复工作明细报表、综合报表
15	精神病管理	录入模块	录入登记线索表、登记卡、随访记录
		修改模块	内容修改和更新（规则、权限）
		随访提醒模块	根据随访记录进行提醒
		查询分析模块	按条件查询首诊记录、随访记录、失访记录等
		综合管理模块	迁出、迁入、撤销管理
		统计报表模块	精神病防治康复工作明细报表、精神病防治康复工作综合报表
16	健康教育管理	录入模块	录入健康教育资料、专题讲座（时间、内容、参加人数）、宣传栏牌（时间、内容、地点）、发放健康教育资料（时间、内容、发放数量）
		修改模块	修改健康教育资料
		统计报表模块	健康教育工作明细报表、综合报表
17	公共卫生突发事件登记管理	录入模块	录入公共卫生突发事件登记表、传染病报告登记表
		修改模块	修改和更新
		统计报表模块	EPI 相关疾病发病例数
18	中老年健康管理	录入模块	中老年健康状况的随访记录、中老年智力情况调查、中老年生活质量调查
		修改模块	提供修改的功能
		统计报表模块	统计和汇总查询

（续上表）

序号	模块	基本功能	描述
19	特困家庭管理	录入模块	录入特困家庭登记建档表、随访表
		修改模块	修改
		统计报表模块	特困家庭明细报表、综合报表
20	其他慢性病管理	录入模块	录入脑卒中、COPD、恶性肿瘤、冠心病等患者登记建档表、随访表
		修改模块	修改和更新
		统计报表模块	其他慢性疾病管理明细报表、综合报表
21	卫生监督协管	录入模块	录入卫生监督表
		修改模块	修改资料
		统计报表模块	卫生监督协管工作明细报表、综合报表
22	生命统计	录入模块	录入生命统计表
		修改模块	修改资料

（4）统一管理平台。

统一管理平台主要对系统使用人员、权限、栏目、模块、日志等进行管理，包含系统登录管理、系统参数设置、权限管理、基本代码管理、数据备份管理、打印参数设置等。

3. 数据库设计

（1）实体与对象命名规则。

①表名命名规范。

表名由英文单词、单词缩写、简写、下划线构成，总长度按 Oracle 要求小于 30 位。数据库中的表分为五类：

系统表：系统赖以运行的最基础、最关键的表，如操作员表、系统权限表、角色表、系统可调参数库表等。系统表以"Sys_ +表名"构成，例如，操作员表为 Sys_ Operator、系统权限表为 Sys_ Action、系统可调参数库表为 Sys_ Parameter等。

系统公共表：系统的各模块都要用到的表。用来表示系统中的静态数据，如症状表、药物表等。公共表以"St_ +表名"构成，如症状表为St_ Symptom、药物表为 St_ Drug 等。

子模块业务表：CHIS 系统中的子模块所涉及的业务表其相互关系不是很大，都有很强的独立性。这部分的表名由"子模块名简写或缩写+下划线+表名"构成。例如，健康档案子模块的模块名为 Hr，那么该模块下的个人核心档表即为 Hr_ PersonalHealthRecord。又如高血压子模块中随访记录表为 Hy_ FollowupRecord，其中 Hy 为高血压子模块名，FollowupRecord 为随访记录表的表名。

子模块中间表：CHIS 系统中的子模块所涉及的中间表，介于子模块业务表和静态表中间。当业务表和静态表的关系为多对多时，需要建立中间表。这部分的表名以"子模块名简写或缩写＋下划线＋业务表前三位字母＋下划线＋静态表名"构成。例如，个人核心档—疾病中间表为 Hr_ Per_ Disease，其中 Hr 为健康档案子模块名，Per 为个人核心档表前三位字母，Disease 为疾病静态表名。

子模块静态表：CHIS 系统中的子模块所涉及的静态表，用来表示子模块中的静态数据，表名以"St_ ＋子模块名简写或缩写＋下划线＋静态表名"构成。例如，居住状况静态表为 St_ Hr_ LivingType，其中 St 为静态表标识，Hr 为健康档案子模块名，LivingType 为居住状况静态表名。

②字段命名规范。

字段名由英文字段名、下划线组合构成，总长度不超过 30 个字符。如个人核心档表 Hr_ PersonalHealthRecord 中的身高字段名为 Body_ height。各表中主键名均为 ID。各业务表和系统表中外键均为"表名＋_ id"，如个人核心档表 Hr_ PersonalHealthRecord 中责任医生 id 外键的字段名为 Employee_ id。各中间表中对业务表的外键均为 Dy_ id，对静态表的外键均为 St_ id。

在 Oracle 中虽然支持最长为 30 个字符的命名长度，但不推荐出现太长的命名实体或属性，一般以 20 个字符长度为限。

③序列命名规范。

考虑到静态表上大多只有一个递增的编号，故所有的序列（sequence）的命名为："SEQ_ ＋去除下划线后的表名"。例如，居住状况静态表 St_ Hr_ LivingType 的主键 U_ ID 的序列为 SEQ_ StHrLivingType。

④视图命名规范。

所有视图名以 VIEW_ 开头，视图的命名方式等同序列的命名方式。

⑤触发器命名规范。

所有的触发器取名为"TIG_ ＋去除下划线后的表名"。如在居住状况静态表 St_ Hr_ LivingType 上产生编号的触发器名为 TIG_ StHrLivingType。

⑥存储过程命名规范。

所有的存储过程名为 PRO_ 过程名，存储过程的命名方式等同序列的命名方式。

⑦函数命名规范。

所有的函数名为英文或英文缩写和下划线的组合。

⑧包命名规范。

所有的包名以 PKG_ 包名，包名与表名的命名规范相同。

（2）数据库表设计。

数据库表主要包括系统管理类数据表、健康档案类数据表、高血压管理类数据表、糖尿病管理类数据表、精神病管理类数据表、妇幼保健管理类数据表、门诊或住院日志管理类数据表、残疾人管理类数据表、健康管理教育类数据表、传染病管理类数据表、其他疾病管理类数据表、报表管理类数据表、触摸屏居民健康档信息查询数据表、接口等的设计。每一类表又有相应的业务表和静态表。

（3）"数据库"物理设计。

表6－2　"表空间"物理存储参数

表空间名	磁盘地址	表空间描述	文件大小	扩展大小
Space_ Hr	DATA/ora10g/datafile/	健康档案	5G	5M
Space_ Hy	DATA/ora10g/datafile/	高血压	5G	5M
Space_ Di	DATA/ora10g/datafile/	糖尿病	5G	5M
Space_ Mi	DATA/ora10g/datafile/	精神病	500M	1M
Space_ Ch	DATA/ora10g/datafile/	门诊、住院	5G	5M
Space_ Hb	DATA/ora10g/datafile/	家庭病床	500M	1M
Space_ Ha	DATA/ora10g/datafile/	残疾人	500M	1M
Space_ He	DATA/ora10g/datafile/	健康教育	500M	1M
Space_ Ol	DATA/ora10g/datafile/	老年人	500M	1M
Space_ Wc	DATA/ora10g/datafile/	妇保、儿保	5G	5M
Space_ Sys	DATA/ora10g/datafile/	系统	500M	1M
Space_ Rpt	DATA/ora10g/datafile/	统计报表	100M	1M
Space_ Od	DATA/ora10g/datafile/	其他疾病	100M	1M
Space_ In	DATA/ora10g/datafile/	传染病	100M	1M
Space_ Index	DATA/ora10g/datafile/	索引专用表空间	1G	5M

①表空间 SQL 规程。

永久表空间 Space_ Hr

CREATE TABLESPACE Space_ Hr DATAFILE' $ ORACLE_ HOME/OracleData/Space_ Hr. DBF'SIZE 5G UNIFORM SIZE 128k；

ALTER DATABASE DATAFILE' $ ORACLE_ HOME/OracleData/Space_ Hr. DBF'AUTOEXTEND ON NEXT 5M MAXSIZE UNLIMITED；

/

索引表空间 Space_ Index

CREATE TABLESPACE Space_ Index DATAFILE' $ ORACLE_ HOME/OracleData/Space_ Index. DBF'SIZE 1G UNIFORM SIZE 128k；

ALTER DATABASE DATAFILE' $ ORACLE_ HOME/OracleData/SPACE_ Index. DBF'AUTOEXTEND ON NEXT 1M MAXSIZE UNLIMITED；

/

②回退段 SQL 规程。

回退段 rollback 是 oracle 中一种很特殊的对象，它处理事务的回退工作，数据库创建完成后，数据库系统会自动根据并发用户设置回退段个数。在系统并发用户很多的情况下，回退段的管理是很有必要的。

③数据库角色建立。

角色 ERCHIS 用于程式测试，该角色的权限有：建立表、查询表、插入行、修改行、建立视图、查询视图、更改视图、增加序列。

④角色创建 SQL 规程。

create role ERCHIS

Not indentified / * 无密码验证 * /

⑤角色授权 SQL 规程。

grant select any table，create any table，…to ERCHIS

/

依此类推完成角色的授权。

⑥创建用户 SQL 规程。

建立用户：abc

create user abc identified by abc；/ * 建立用户时表空间一律按默认 * /

grant to ERCHIS to abc；

4. 运行环境设计

（1）支持软件。

Windows XP 系列，IE6.0 以上。录入专用机要求配备录入设备的所有专用驱动程序和软件。

（2）控制。

每季度的光盘备份需要人工控制。录入需要人工在录入工作站上使用 B/S 模式客户端控制操作。系统由两部分环境组成，分别在客户端和服务器端部署。服务端和客户端均可运行在 Windows 平台上和 Linux 平台上。

（3）硬件环境。

①服务器端。

操作系统：红帽 Linux 1.5、Windows XP/2000/2003

CPU：Intel Xeon CPU E5440 2.83GHz

内存：8GB

硬盘：264GB

②客户端。

操作系统：红帽 Linux 1.5、Windows XP/2000/2003

CPU：Intel Celeron CPU 4301.80GHz

内存：1GB

硬盘：80GR

（4）软件环境。

①服务器端。

操作系统：红帽 Linux 1.5、Windows XP/2000/2003

数据库：Oracle10g

应用服务器：Tomcat5、Weblogic

②客户端。

操作系统：红帽 Linux 1.5、Windows XP/2000/2003

浏览器：系统自带的浏览器即可。

三、区域卫生信息集成相关接口

（一）儿童计划免疫接口

1. 字段的规范准则

（1）儿童计划免疫基本信息表。

儿童计划免疫基本信息表包括 12 个字段，分别为儿童姓名、性别、出生时间、地址、母亲姓名、父亲姓名、身份证（儿童、母亲、父亲的均可）、条形码、手机号、接生机构名称、建册日期、建册人。其中，儿童计划免疫基本信息表的姓名、地址、身份证、条形码、手机号是必须输入项。

（2）疫苗接种信息表。

疫苗接种信息表包括 8 个字段，分别为疫苗名称、针次、疫苗批号、疫苗有效期、疫苗厂家、接种时间、接种地址、接种医生，以上 8 个字段都是必须输入项。

2. 接口参数及参数说明

接口方法名称：EpiReceive

参数：

（1）String EPIBasicInfo

（2）String EPI

参数说明：

（1）String EPIBasicInfo 是接收儿童计划免疫基本信息录入的信息；

（2）String EPI 用来接收计划免疫接种录入的信息。

3. 返回值

服务器端的返回值类型为：

（1）整型；

（2）返回值有三个，分别为：

返回值：0，表示数据传送成功；

返回值：1，表示儿童计划免疫基本信息表输入失败；

返回值：2，表示儿童计划免疫基本信息和计划接种疫苗信息数据传送失败。

4. 注意事项

（1）客户端输入的每个字段信息必须以特殊字符"й"结尾，最后一个除外。否则服务器端无法接收到客户端录入的信息，导致出错，出错时，返回值为2。

举例：儿童计划免疫基本信息表的输入

"张三й" "男й" "2010－01－23й" " ××省××市××街й" "谢莱й" "张发й" " ××××××201001233523й" "11123й" "2034567й" " ××省××市妇幼保健所й" "2010－01－23й" "张医生"。

（2）接种疫苗信息表的字段"针次"的输入值必须是整型，不能输入非整型的字符。并且同一个人、同一种疫苗的针次不能相同，如针次相同，接种疫苗将传送数据失败。

（二）妇幼接口

1. 数据交换

社区卫生服务系统与妇幼系统之间的数据进行交换，采用网络中间数据库对传入数据进行处理，中心数据库从中间数据库取数据的模式来进行数据之间的交换。具体步骤如下：

（1）中心数据库每天向网络中间数据库传递基本信息数据；

（2）妇幼数据库每天处理网络中间数据库的数据，生成中心数据库所需要的妇幼数据；

（3）中间数据库将生成的妇幼数据传回中心数据库的数据表中；

（4）社区卫生服务系统妇幼管理程序显示中心数据库妇幼数据。

妇幼数据交换步骤图如图6－15所示。

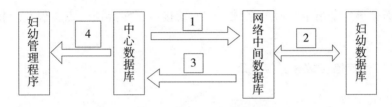

图 6 - 15　妇幼数据交换步骤图

2. 传输数据及规范

（1）传输数据内容。

妇幼接口需要传输的数据有三种：基本信息数据、妇幼处理数据和妇幼生成数据。

基本信息数据包括中心数据库中的基本信息、个人核心档、健康检查、生活方式及疾病用药情况和健康评价中的全部及部分数据；妇幼处理数据，是指妇幼系统进行处理基本信息数据时生成的数据；妇幼生成数据，是指妇幼系统生成中心数据库需要的产前、产后信息。

（2）数据规范。

基本信息数据和妇幼生成数据两大类数据，在中间数据库中所建表字段需要加入记录状态字段（JLZT：0 表示新增，1 表示已利用）。对这两大类数据进行操作的时候，只对记录状态为 0 的内容进行操作。

3. 技术实现

应用程序采用了 Web Service 在线应用服务传输模式来实现数据之间的传输。它是一种构建应用程序的普遍模型，可以在任何支持网络通信的操作系统中实施运行；它是一种新的 Web 应用程序分支，是自包含、自描述、模块化的应用，可以发布、定位、通过 Web 调用。它有着以下优点：跨防火墙的通信、应用程序集成、B2B 的集成、软件和数据重用。

4. 程序操作

（1）上传基本信息数据。

在前置机上打开 IE 浏览器，地址栏中输入下面的地址：

http：// ××. ×××. ×××. ××：7001/Dmarmot/womeninterface/jsp/publicHealth/main/login. jsp

页面会跳出全市卫生服务系统——妇幼接口程序界面，点击开始上传按钮，再点击上传数据按钮，操作结束。

（2）停止上传基本信息数据。

在前置机上打开 IE 浏览器，地址栏中输入下面的地址：

http：// ××. ×××. ×××. ××：7001/Dmarmot/womeninterface/jsp/publicHealth/main/login. jsp

页面会跳出全市卫生服务系统——妇幼接口程序界面，点击停止上传按钮，操作结束。

（三）诊疗信息数据上传接口

1. 上传数据

医院信息系统（简称 HIS）向社区卫生服务系统上传数据，实现社区卫生平台之间数据相互联通，HIS 系统通过本地上传数据到中心数据库，HIS 程序通过社区卫生服务系统开放的通用接口，进行诊疗信息数据上传。诊疗数据交换的具体步骤如图 6 - 16 所示。

（1）HIS 系统生成数据。HIS 系统生成患者门诊处方、收费，住院处方、收费等信息；

（2）通过中心数据库开放的接口，自动将生成的门诊、住院数据传到中心数据库的数据表中。

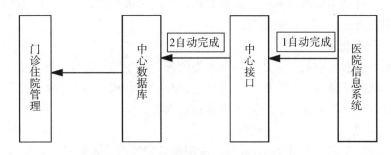

图 6 - 16　诊疗数据交换步骤图

2. 传输数据及规范

（1）传输数据内容。

诊疗信息数据包括患者基本信息、门诊就诊信息、门诊诊断信息、门诊收费信息、住院就诊信息、住院诊断信息、住院收费信息。

患者基本信息包括门诊患者的基本信息和住院患者的基本信息，用于在社区卫生平台中显示门诊和住院患者的基本信息。

门诊就诊信息即患者到门诊就诊的所有记录，用于在社区卫生平台中显示患者门诊的历次就诊情况。

门诊诊断信息即与患者门诊就诊记录相对应的诊断记录，用于在社区卫生平台中显示患者门诊的历次诊断情况。

门诊收费信息即与患者门诊就诊记录相对应的收费记录，用于在社区卫生平台中显示患者门诊的历次用药及费用情况。

住院就诊信息即患者住院就诊的所有记录，用于在社区卫生平台中显示住院患者的历次就诊情况。

住院诊断信息即与患者住院就诊记录相对应的诊断记录，用于在社区卫生平台中显示住院患者的历次诊断情况。

住院收费信息即与患者住院就诊记录相对应的收费记录，用于在社区卫生平台中显示住院患者的历次用药及费用情况。

（2）数据规范。

社区卫生平台所需七项数据需按照约定上传数据的 ID 号，用来进行相对应。

3. 技术实现

应用程序采用了 Web Service 在线应用服务传输模式来实现数据之间的传输。在中心架设 Web Service 服务，开设 20001 端口。通过这个端口，数据从 HIS 数据库服务上传到中心。在 HIS 数据库上，架设服务将数据实时上传到中心数据库。

4. 服务

（1）数据上传服务。

在中间数据库上挂载数据上传服务，运行 UpService. exe 文件，自动处于实时上传状态。停止上传时，可结束该进程。

（2）Web Service 接口服务。

测试 Web Service 服务是否正常，在前置机上打开 IE 浏览器，地址栏中输入下面的地址：

http：//××.×××.×××.××：20001/test/webServices

出现图 6 - 17 的界面，说明服务正常启动。

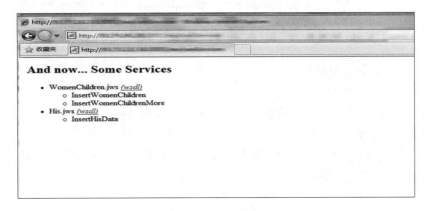

图 6 - 17　正常界面

5. 实时上传条件

（1）数据准确性。

数据必须按照约定格式生成记录。

（2）服务器。

需要一台开通网络的服务器来部署上传服务。

（3）网络环境。

为避免数据长时间累积，上传量过大，导致不能实时演示，网络环境不能中断。

（四）心电图接口

1. 数据交换

社区卫生服务系统显示心电图系统之间的数据进行交换，主要从心电图系统中传入心电图数据，从而在社区卫生服务系统中展现出来。具体步骤有以下三个：

（1）社区卫生服务系统开放接口程序，允许心电图数据传入；

（2）心电图系统每天定时传入心电图数据；

（3）社区卫生服务系统显示心电图数据。

心电图数据交换步骤如图 6-18 所示。

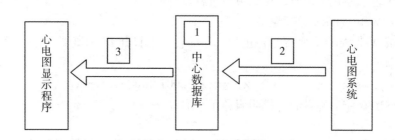

图 6-18　心电图数据交换步骤图

2. 传输数据及规范

（1）传输数据内容。

心电图接口需要传输的数据是包含心电图图片的数据。

（2）数据规范。

心电图数据必须是社区卫生服务系统中真实存在的人的心电图，也就是身份信息完全吻合的人的数据。

3. 技术实现

社区卫生服务系统向心电图程序开放 Web Service 接口程序，允许向社区卫生服务系统插入心电图数据。

4. 程序调用

心电图系统调用接口以 String InsertElectroCG（String id_ no, int serious, String describe, byte［］byteFileStream, String inspectbegintime, String userdatano）

来进行数据传输。

（1）方法参数。

id_ no：身份证

describe：心电图相关描述

byteFileStream：图片字节数组流

inspectbegintime：开始测量时间

userdatano：用户编号

（2）返回值。

方法返回值为"0""1""2"，分别代表：成功、身份证无效、上传未成功。

（3）Web Service 接口测试。

测试地址：http：//localhost：8080/Dmarmot/webServices。

（五）彩色 B 超接口

1. 数据交换

社区卫生服务系统显示 B 超系统之间的数据进行交换，主要从 B 超系统中传入数据，从而在社区卫生服务系统中展现出来。具体步骤有以下三个：

（1）社区卫生服务系统开放接口程序，允许 B 超图数据传入。

（2）B 超系统每天定时传入 B 超数据。

（3）社区卫生服务系统显示 B 超数据。

彩色 B 超数据交换步骤如图 6 - 19 所示。

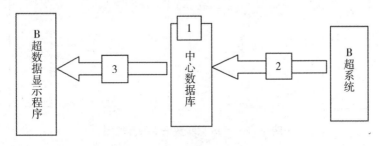

图 6 - 19　彩色 B 超数据交换步骤图

2. 传输数据及规范

（1）传输数据内容。

B 超彩色接口需要传输的数据是 B 超系统提供的数据。

（2）数据规范。

B 超数据必须是社区卫生服务系统中真实存在的人的 B 超数据，也就是身份信息完全吻合的人的数据。

3. 技术实现

社区卫生服务系统向 B 超程序开放 Web Service 接口程序，允许向社区卫生服务系统插入 B 超数据。

方法参数：

id_ no：身份证，Pat_ name：姓名、超声号等。

4. 展示字段内容

社区卫生服务系统 B 超所要展示的数据内容为：姓名、性别、年龄、超声号、门诊号、科室、仪器、频率、检查项目、诊断、超声描述、超声提示、检查日期、报告医生及诊断医生。

（六）LIS 化验接口

1. 数据交换

社区卫生服务系统和 LIS 系统通过接口进行数据交换，主要从 LIS 系统中传入数据，从而在社区卫生服务系统中展现出来。具体步骤有以下三个：

（1）社区卫生服务系统开放接口程序，允许 LIS 数据传入。

（2）LIS 系统每天定时传入 LIS 数据。

（3）社区卫生服务系统显示 LIS 数据。

LIS 化验数据交换步骤如图 6 - 20 所示。

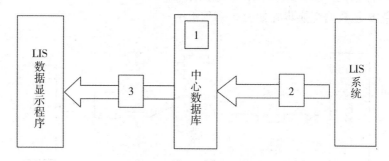

图 6 - 20　LIS 化验数据交换步骤图

2. 传输数据及规范

（1）传输数据内容。

身份证号、样本号、病历号、患者姓名、性别、年龄、类别、科别、床号、开方医生、备注、采样日期、送检日期、报告日期、标本种类、检验医师、诊断、申请单号、打印日期、检验种类、检验项目、编码、简称、项目名称、结果、提示、下限、上限、单位、治疗号。

（2）数据规范。

必须是社区卫生服务系统中真实存在的人的 LIS 数据，也就是身份信息完全吻合的人的数据。

3. 技术实现

社区卫生服务系统向 LIS 程序开放 Web Service 接口程序，允许向社区卫生服务系统插入 LIS 数据。

方法参数：

id_ no：身份证，Pat_ name：姓名、送检日期、项目名称等。

（七）结核病接口

1. 客户端的链接地址

http：// ××.×××.×××.××：20001/ykzxservice/services/Jhb. jws? wsdl

2. 字段的规范准则

本接口有 8 个方法来传入结核病的数据信息。

3. Java 调用方法

用 Java 调用结核病接口的代码如下：

```
Service service = new Service();
Call call = (Call) service. createCall();
String endpoint = "http:// ××.×××.×××.××:20001/ykzxservice/serv-
ices/Jhb. jws";
call. setTargetEndpointAddress(new java. net. URL(endpoint));
QName name = new QName("urn:AnalyzeYwrecord","Ywrecord");
call. registerTypeMapping(bean. Jhbywrecord. class,name,
new org. apache. axis. encoding. ser. BeanSerializerFactory(bean. Jhbywrecord. class,
name),
new org. apache. axis. encoding. ser. BeanDeserializerFactory(bean. Jhbywrecord. class,
name));
call. setOperationName("uploadYwrecord");
call. setReturnType(org. apache. axis. encoding. XMLType. XSD_INT);
call. addParameter("ywrecord",name,ParameterMode. IN);
bean. Jhbywrecord gbabseInfo = new Jhbywrecord();
gbabseInfo. setDengjihao("bcd");
gbabseInfo. setId(3);
gbabseInfo. setRq("2011 - 08 - 01");
gbabseInfo. setBz(2);
gbabseInfo. setDy(5);
gbabseInfo. setLz("ccc");
String ret = String. valueOf(call. invoke(new Object[ ]{gbabseInfo}));
```

System. out. println(ret)；

最后输出返回值。

服务器端的返回值类型为：

（1）整型；

（2）返回值有两个，分别为：

返回值：0，表示数据传送成功；

返回值：1，传输数据失败。

第二节　新型农村合作医疗管理信息系统市级平台

一、新型农村合作医疗管理信息系统市级平台概述

本项目采用实证分析法、系统模型法、实验验证法等研究方法，在对全市新农合信息化建设需求进行充分调研的基础上，通过对新农合业务数据库、宏观决策区等应用服务计算能力进行需求估算，综合运用云计算与云存储技术、异构数据源统一集成技术、统一应用平台架构技术、智能门户搜索引擎技术、GIS 技术、中间件技术、数据仓库、数据挖掘技术、可定制即时通信技术和信息安全技术等，设计开发出基于云服务的新型农村合作医疗管理信息系统市级平台。

（一）项目背景

自 2003 年以来，全市先后在 9 个区启动新型农村合作医疗试点工作。2006年，实现了新型农村合作医疗制度的全覆盖，建立了比较完备的新农合医疗保障体系。2009 年，参合农民达到 274 余万人。随着业务工作的开展，对新农合的管理工作的要求也越来越高。信息化作为加强管理工作的一项重要手段，对于加强新农合结算业务的办理能力，提高新农合的管理、监督水平，发挥着越来越重要的作用。党中央、国务院提出了关于加快信息化的重要决策，《国民经济和社会发展第十个五年计划纲要》中提出了加快卫生信息化建设，以适应卫生改革与卫生事业发展，满足人民群众日益增长的医疗卫生服务需求。加快信息化建设是深化卫生改革和卫生事业发展的必然要求。信息化不仅能促进各项改革措施的落实，也能推动卫生改革的深化，已日益成为提高科学管理水平、卫生服务质量和效率的有力手段。

结合全市当前的各项实际情况，大部分业务数据在各区合管办进行分级管理和控制，并实时与我市新农合数据中心同步。市级数据中心是市新农合业务的核心数据库，各区数据中心数据库是市级核心数据库向下级机构的延伸，仍由市级数据中心核心数据库统一管理和控制。新农合市级数据中心作为全市电子政务应用系统之一，要和全市电子政务应用系统进行横向数据交换，提供全市电子政务

系统需要的数据，丰富全市电子政务业务应用系统，为新农合省级数据中心、国家平台提供业务交换数据。通过网上直报，向省级、国家级数据库提供新农合运行与管理、反映社会经济基本情况的各项数据。

（二）建设内容

系统通过构建全市新农合数据中心，建立标准的行业数据集、覆盖全市的新农合业务网络和覆盖全市的新农合资源数据库；通过有效配置和整合资源，建立全市统一的应用平台，建设健康档案管理系统和医疗卡管理系统；通过运用云计算技术将硬件资源进行整合，加强系统安全建设和数据中心机房改造，提升服务器等硬件设施的平均利用率。

1. 数据中心建设

建立全市集中统一的新农合资源数据库，按国家统一要求，在市数据中心设立生产区、交换区、公共服务区和宏观决策区几个不同的逻辑工作区，分别建设不同功能的数据库，包括支持本地业务经办的生产区数据库；支持各类信息交换与共享的交换区数据库；支持政务公开、卫生服务等公众业务数据库；支持本地宏观决策的宏观决策数据库等。

2. 数据交互平台

建立标准的数据交换子集，通过 XML 格式，向消息中间件传输数据，实现数据的交换共享。通过基于 SOA 体系结构的 ESB 企业服务总线中间件与 BPM 流程控制管理中间件的结合，实现市卫生局、各级合医办、医疗服务机构、政府管理部门、财政、银行等各部门异构业务系统的数据整合与共享，实现跨部门异构业务系统流程优化整合。实现新农合业务经办过程的全过程管理、基金流转监控。

3. 统一应用平台建设

新农合市级平台的应用系统包括业务管理系统、公共服务系统、基金监管系统和宏观决策系统，以满足市级医疗机构的统一转诊，跨区就医结算为核心基础目标。建立 Portal 数字门户系统，挂接电子政务网，实现政务公开。

4. 合作医疗卡建设

使用 IC 卡，上面印刷参合者的相片供医疗机构甄别，同时把基本信息加密存储在 IC 卡上供系统甄别。

5. 健康档案管理系统建设

健康档案管理系统主要实现对参合农民健康记录的管理，包括健康信息采集、健康档案查询等功能。健康档案管理子系统以完整、方便地保存和快捷查询为主要目标，供定点医疗机构和新农合管理机构使用，能够与参合、诊疗、补偿实现无缝衔接。

6. 系统安全建设

从数据安全、网络安全、链路安全、主机系统安全、实体安全和应用安全等六个方面进行设计，建立完整的安全防护体系，全方位、多层次地实现系统安全保障和安全访问控制。实现对重要信息的传输加密保护，建立安全检测监控系统，建立接入防火墙、百兆 IDP、VPN、虚拟化软件及 Weblogic 应用系统安全建设，对服务器安全进行加固。

7. 数据中心机房装修改造

市级平台数据中心机房面积约为 150 平方米。数据中心机房利用信息中心原有机房，并在此基础上进行必要的升级改造，以满足系统建设的要求。

二、数据中心建设

（一）数据中心总体设计

本项目采用云计算（基础架构即服务，IaaS）架构。在市局数据中心建立集中的数据库，存放全市新农合业务处理的公共信息和专业信息，以及医疗服务机构新农合业务实时数据。下属各区合管办、各乡镇合管站、定点医疗服务机构的终端设备通过有线或者无线接入虚拟化桌面系统来访问市级中心业务应用实现数据的交换、处理和存储。采用这种方式，便于保证信息的高度一致性和完整性，相对减少信息冗余；便于集中统一管理，及时准确掌握全市各种信息，为宏观决策提供依据；便于与其他信息系统（财政、民政、工商、银行、医疗等）和全国新农合信息系统的对接；便于系统维护，降低各区系统的维护成本；计算资源池化，数据集中备份、容灾、应用实现零停机，数据实现零损失；最大限度地节约了硬件投资成本；业务处理形式方便、简单且灵活性好。

（二）云计算资源池设计

据统计，对于传统的服务器应用方式，通常服务器的平均利用率为 5% ~ 15%，而采用虚拟架构整合后，服务器的平均利用率可达到 60% ~ 80%。通过在高配置的八路六核服务器和两路四核上创建虚拟服务器的方式，来完成传统方式需要 30 多台低配置的双路双核服务器才能完成的工作，在降低成本的基础上，还大大减少了环境的复杂性，降低了对机房环境的需求，同时具有更灵活稳定的管理特性。

采用服务器虚拟架构相比于传统单台服务器部署单一应用方式的另外一个好处是，可以充分满足不同应用对系统资源的不同要求。如有的应用只需要一个 3.0 GHz CPU，512MB 的内存就可以很好地运行，而有的高访问率、高吞吐量的应用则需要 2 个甚至是 4 个双核的 CPU，8GB 的内存才能保证稳定的运行。在传统方式下，往往不可能针对每一种应用来采购服务器，而是用一种或几种标准配置的服务器来统一采购，这样势必会造成某些应用资源富裕，而另一些应用面临资源紧张的情况，且应用之间不能互相调配资源。采用虚拟架构后，由于每个虚拟机所需使用的系统资源都是由虚拟架构软件统一调配，这种调配可以在虚拟机运行过程中在线地发挥作用，使得任何一个应用都可以有充分保证的资源来稳定运行。同时，该应用在此时用不到的资源又可以被其他更需要资源的应用临时借用过去，最大限度地提高了整体系统的资源利用率。

每一台虚拟服务器都可以利用虚拟对称式多重处理（SMP）技术，通过使单个虚拟机能够同时使用多个物理处理器，增强了虚拟机性能。作为一项独特的虚拟化功能，Virtual SMP 支持虚拟化需要多个处理器和密集资源的企业应用程序（如数据库、企业资源计划和客户关系管理）。

1. 新农合业务数据库应用计算能力需求估算

数据库服务器作为业务系统的核心，承担着业务数据存储和处理的职责，具有业务量大、存储量大的特点，特别是关键数据库应用服务的选择尤为重要。服务器的可靠性和可用性是首要需求，其次是数据处理能力和安全性，再次是可扩展性和可管理性。为保证新农合信息系统持续稳定高效地运行，须保证数据库应用服务较高的可靠性、扩展性和灾难恢复能力。

（1）处理能力。

考虑到新农合业务系统业务指标信息多，业务模型复杂，而且实时性高，主要是基于内存的数据交换及基于多数据源的交易处理，因而对于内存及处理器的要求较高，需具备优良的 OLTP 能力。

TPCC 计算如下：

按照参加新农合的人员计算对 TPCC 的要求：

人口	3 500 000
每年住院人次	6%
每个患者对应的数据库操作记录	800
平均每人每天对数据库操作	460 273.972 6
每笔操作对应事务数	18
每日操作事务数	8 284 931.507
每日最繁忙的时间	180（分钟）8：30—11：30
最繁忙时间段处理的交易总量比例	70%
每分钟交易事务数	32 219.178 08
每事务对应的 TPCC 值	8
每分钟交易事务对应 TPCC 值	257 753.424 7
CPU 的空闲率	40%
每年增长需求	5%

（续上表）

每分钟 TPCC 要求	429 589.041 1
五年的增长	548 276.572 6

（2）内存容量。

操作系统对内存的使用策略是虚拟内存页面管理，这意味着操作系统会尽量用到所有物理内存。在使用数据库应用的情况下，较多占用内存即共享内存区是提高其性能的主要途径之一。根据经验以及对类似业务量和环境的参考，内存容量应为 32G。

（3）总线带宽。

在高 CPU、大容量内存的配置下，必须要求物理服务器系统总线带宽、I/O 总线带宽都达到很高，否则，系统性能将形成瓶颈。因此，物理服务器的系统总线应大于 200GB/s，I/O 总线大于 60GB/s。

（4）可靠性。

由于作为生产型数据库服务器，提供实时性服务，该服务器系统在可靠性方面要求较高，可靠性必须达到 99.99% 以上，即年平均故障时间不超过 1 小时，提供全年 7×24 的可用性，配置为双机集群方式。系统采用多部件的冗余结构设计，具有高速差错校验和纠错的存储器，并有监控和诊断功能。

（5）扩展性。

考虑到新农合系统市级平台是个不断发展的系统，无论是处理能力还是存储的数据量都在不断地增长，因而要求主机的扩展性和升级能力强。具体包括：足够的 CPU 扩展空间、足够的内存扩展空间、足够的 I/O 扩展空间、可利用现有的成熟的集群技术进行节点扩充。

（6）其他方面。

服务器系统具有较高的安全性，除能适应较长时间地持续运行，出现故障后的自动恢复能力，内存保护能力和对数据提供安全保护能力等，同时应符合国家对计算机的安全要求等。提供完备的运行监控系统和良好的管理工具，易于进行管理和维护。

2. 新农合业务应用服务计算能力需求估算

预计未来 5 年的业务量，每月办理门诊、住院、重症等审核新农合业务达到 5 万人次，而大部分业务都集中在白天的 3 小时高峰期，高峰期的业务约 5 人次/秒。考虑到业务量的增长和峰值情况，应用服务器的性能应满足 15 人次/秒以上的业务办理频率。

中间件服务器一般基于 J2EE 架构，为医疗服务机构提供应用访问服务，接受业务请求，访问数据库后返回结果，并提供应用集成的功能。

因此，应用服务器选型考虑采用两台虚拟机，负载均衡配置，每台配置两颗以上 VCPU，配置 4GB 以上的内存。

3. 宏观决策区应用服务计算能力需求估算

决策区数据库服务器将支持宏观统计决策和基金监督数据分析，保存宏观统计常规统计报表信息、网络扫描综合月报信息、抽样调查信息、特殊人群、全部参保人员、医疗保险监测业务、基金监管业务等的数据说明。各地需根据自身业务开展的实际情况调整支持业务数据分析的描述，并进行数据分析和挖掘。

（三）云存储系统设计

1. 系统现状

由于市卫生局目前的系统是按照传统的应用部署方式，一个应用一至两台服务器，整个数据中心有九台物理服务器以及一台磁盘阵列。采用这种方式构建的数据中心，优势是应用架构简单，服务器和实际应用一一对应，简单明了；但是随着业务系统逐渐增多，服务器数量增加，以及后续的备份需求、灾备需求，数据中心会面临硬件成本较高、可用性低、扩展缺乏弹性、兼容性差等问题。为了整体系统的安全，需要对现有环境进行充分的备份以及考虑远程灾备，我们只有对现有环境进行整合才能更好地对数据进行灾备。

2. 建设目标

第一，整合服务器，构建计算云服务。通过服务器虚拟化软件，将多台应用服务器整合到数台虚拟服务器中，构建一个计算云服务；这个计算平台中，系统能够实现按需分配资源给相应的应用系统，并且能够实现稳健架构、弹性扩展、集中管理，提高数据中心的管理效率以及新业务快速部署。

第二，整合存储，构建存储云服务。通过使用虚拟存储系统来统一管理数据中心的存储设备，构建一个强健的存储云服务；对于计算平台的存储需求，能够轻松地在存储平台分配存储空间，无须关注空间是从哪一台存储系统分配；同时，整个存储云服务能够实现存储整合、无缝扩展，具有高度的稳定性、安全性。

第三，集中式全网备份。对于虚拟化数据中心，通过对重复数据删除备份，实现整个数据中心的高效备份，定义全面的备份体系结构，可以对业务关键数据实现离线保护和快速恢复。

第四，实现异地灾备需求。通过与省厅数据中心未来的云服务联合，构建同城云计算平台，让应用平台可以在两个数据中心之间漂移。当任何一个数据中心出现严重灾难故障时，能够无缝地在另一个数据中心启动应用系统，实现业务连续性，实现更高级别的数据保护。

3. 系统详细设计方案

（1）私有云建议方案架构。

数据中心架构拓扑结构如图 6-21 所示。

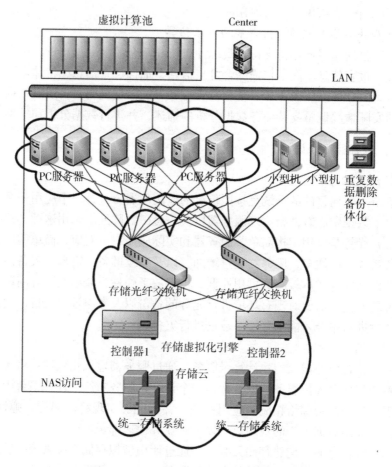

图6-21　市局数据中心架构拓扑结构图

　　在该方案中，对原有服务器环境通过虚拟化进行了整合，构建了一个强健、弹性的计算云服务；将原来的十多台服务器整合到5台虚拟服务器中，可以将目前的应用系统平滑地迁入5台虚拟服务器构建的计算平台，并具有横向无缝扩展计算平台的能力。在不影响任何应用系统的前提下，将整个计算云服务扩展，更好地满足目前应用系统以及新业务的快速发展。

　　同时，通过虚拟化集中管理服务器（Virtual Center）实现计算平台的集中管理和维护，降低管理员工作强度，提高管理效率；将存储平台整合到存储虚拟化引擎下，构建一个存储云服务；在存储虚拟化引擎下，可以通过部署多台存储系统，来扩展整个存储空间，这些存储都由虚拟化引擎统一管理、统一配置以及统一供给；对于计算平台的空间需求，通过虚拟化引擎，应用系统无须关心存储空间分配在哪台存储上，由虚拟化引擎通过高效可用的方式进行统一分配。

　　通过虚拟化引擎，能够实现异构存储的统一管理，简化管理操作；能够通过向存储云添加物理存储实现存储空间轻松无缝地扩展，实现整个存储云的扩展，而对业务系统、计算云没有任何影响；能够实现存储空间的高度可用性，通过虚拟化引擎将存储云在不同存储之间镜像，任何一台存储的故障也不影响应用计算平台的正常运行；能够通过横向扩展虚拟化引擎实现存储性能的线性增长，能够最大限度地满足计算云对性能、可靠性的要求。

在存储云服务后端的数据存储采用两台统一存储系统（支持 FC、NAS 以及 iSCSI）；每台存储系统提供高达 5 个 9（即 99.999%）的高可用性；通过虚拟化引擎在两台统一存储之间进行数据镜像，任何一台存储系统发生故障，计算云服务没有任何影响；后端存储系统除了提供传统的高性能 FC 连接，同时通过 NAS 机头提供 CIFS、NFS 等共享文件访问，提供 NAS 功能，满足对于产品技术文档文件、个人空间以及共享文件等 NAS 访问的需求；可以对每个用户分配磁盘建立个人存放资料以及常规备份，利用存储的高可用性来保证数据的安全。

备份方式采用了重复数据删除备份一体化，按照备份策略，每天晚上定时将虚拟机和数据库以及应用的数据备份到一体化设备中，实现数据的定时备份。同时，重复数据删除备份设备集成的备份软件可以支持各类操作系统和数据库，没有客户端数量的限制，而且可以和虚拟软件有非常好的结合来备份所有的虚拟机文件。通过该备份设备的重复数据删除技术，每天全备份的方式，可以节省 20 ~ 50 倍的备份容量需求；比如，每天全备份 500GB 的数据，60 天共需要 30TB 及 30TB 以上的备份空间，而采用重复数据删除技术，只需要 1 ~ 3TB 的备份空间就能满足每天全备份的空间需求，极大地减少备份时间、空间，以及管理复杂性。

由于该设备采用了源重复数据删除技术，所以能够以增量的方式每天进行全备份，既能够避免传统备份方式（全备份 + 增量备份）导致的恢复时间长、效率低的问题，也能够避免传统备份方式的每天全备份带来的备份窗口压力、备份介质不够的问题。

（2）私有云扩展建议方案架构。

统一存储数据中心架构如图 6-22 所示。

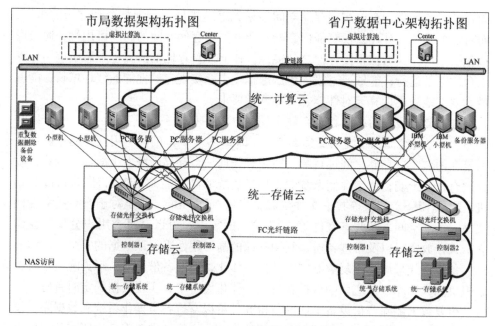

图6-22　统一存储数据中心架构图

未来在省厅部署私有云，可以将市局数据中心私有云和省厅私有云进行联合，构建统一存储计算云。

在计算云服务，通过管理平台，可以实现两个数据中心之间应用系统的无缝漂移，通过计算云服务的虚拟化软件的在线迁移功能，可以将市局的应用系统漂移到省厅数据中心，业务系统没有影响；同样也可以将省厅的应用系统漂移到市局数据中心，实现计算平台的统一；并且可以通过跨数据中心的虚拟化HA功能实现两个数据中心的虚拟机的高可用，当任何一个数据中心出现灾难性故障，可以将应用系统在另一个数据中心的计算云服务启用，保障业务连续性。

在存储云服务，通过在省厅部署存储虚拟化引擎，在市局和省厅之间通过同城存储虚拟化引擎技术，构建统一存储云服务；可以实现两个数据中心之间数据的镜像，任何一个数据中心的存储云服务发生故障，都不会影响整个统一存储云服务的正常运行，保证业务连续性。

4. 存储数据量分析

（1）生产区数据量。

本系统中主要存储数据为参合农户档案数据、系统使用的基础数据、农户缴费数据和费用补偿数据。

参合农民的个人信息的数据存储主要包括合作医疗证号、户主姓名、性别、身份证号、家庭住址、起始日期、终止日期、发证日期、发证人；本户其他个人信息包括：姓名、性别、身份证号、亲属关系。单条信息容量为10K，按照全市近 340 万农业人口计算，存储全市人口需要的物理存储空间为 34G。

参合农民缴费信息单条信息容量为 0.8K，每个农民一年缴费一次，即 340 万条，一个试点县（市）参合约 2.7G。

参合农民门诊就医信息包括合作医疗证号、患者姓名、户主姓名、就诊时间、疾病名称、总费用、核销费用、医生姓名。单条信息容量为 1.6K，年人均门诊发生一次，即 340 万条，门诊就医信息约 5.4G。

参合农民住院就医信息包括合作医疗证号、患者姓名、户主姓名、入院时间、出院时间、疾病名称、住院分类费用、住院分类核销费用、医生姓名等，明细信息包括项目编码、名称、单位、单价、数量、金额，单条信息容量为 1.6K，单条明细信息容量为 0.4K，人均产生费用明细 800 条，则人均住院发生的数据容量为 320K。年人均住院发生概率 8%，即 27.2 万条，住院就医信息约 85G。

乡（镇）合管办、医疗服务机构在 C、D 基础上进行的制单工作等业务工作，需要的存储空间约为以上数据空间总和的 10%，即（C + D）×10%，即（5.4 + 85）×10% = 9.04G。

综上所述，全市新农合业务结算系统需要的数据存储空间为 A + B + C + D + E，即 34 + 2.7 + 5.4 + 85 + 9.04 = 136.14G。

生产区需要存储 3 年的业务数据，即生产区的数据总量为 408.42G。

（2）决策区数据量。

决策区数据原则上应长期存储，这里考虑数据存储服务器的自然寿命，按 10 年存储量计算。

常规统计信息：依据全市 100 张报表数量，每张表按 400 格计算，每个统计表的格按 30 个字节计算，统计到下辖各区级社会保险经办机构，按 150 个单位计算，常规统计报表一年的数据量为：100 张 ×400 格 ×12 期 ×150 个单位 ×30 字节 = 1.8GB。考虑到 10 年的在线数据，数据量约为 18GB。

网络扫描综合月报：依据本市 300 张报表数量，每张表 800 格，每个格 30 个字节，统计到下辖的 8 个区级经办机构计算，网络扫描综合月报报表一年的数据量为：300 张 ×800 格 ×12 期 ×8 个单位 ×15 字节 = 0.7GB。则 10 年累计的网络扫描数据量约为 7GB。

抽样调查：按照 3% 的抽样调查率，全市的样本总量为 10.2 万左右，每个样本的信息量约 8K，数据总量约 0.8GB，存储 10 年的数据量约 8GB。

特殊人群信息：按各种特殊人群占参合人群比例 8% 计算，全市约 27.2 万人，按每人抽取 8K 信息量，则每年的信息量约 2.12GB，在线存储 10 年的总数据量约为 21.2GB。

外单位信息：存储外单位数据源信息，如财政局、民政局、统计局信息等，以每年 2GB、存储 10 年的信息量计算，总数据量约为 20GB。

宏观决策分析结果信息：以每年 2GB、存储 10 年的信息量计算，总数据量约为 20GB。

基金监管历史信息：由交换区转来的基金监管历史信息以存储 10 年的信息量计算，总数据量约为 1.6GB。

综合以上各部分，决策区总数据量为 100GB。

再考虑到索引、表空间以及其他一些临时数据，同时考虑到实际在存储子系统的需求，还要考虑备份数据所需占用的空间以及业务量的增长，存储容量的需求会增大 4~6 倍。即三年的基础数据存储容量为 2 000~36 00GB。

再加上中间数据和结果数据，最终业务数据存储容量约为基础数据的 1.5 倍，即三年的最终业务数据存储容量约为 3 000~5 400GB。按照未来几年参保人数的增加，同时保留一定的空余空间来计算，总存储裸容量要求在 8 000GB 以上。

（四）网络结构设计

1. 网络方案设计概述

网络平台是新农合信息平台的基础设施。以卫生行政部门为中心，区域内的医疗卫生机构通过与中心节点的连接，实现相互联通。

就接入方式选择来说，有以下几种方式：①裸光纤接入：直接采用裸光纤接入卫生局平台，采用双链路接入市卫生局 2 台核心交换机。②专线接入：公共卫生机构及行政管理机构采用专线方式接入，包括疾控中心、社保、药监局、卫生监督所等。③Internet 经 VPN 接入：各农合成员单位通过互联网，采用 SSL VPN 点对点的方式接入市卫生局数据中心。

信息系统网络层安全的设计和建设采用硬件保护与软件保护、静态防护与动态防护相结合，由外向内多级防护的总体策略。根据应用系统目的和安全需求，网络系统主要分为两大安全域，即数据中心区域和公众服务区域。网络拓扑结构如图 6-23 所示。

市卫生局新农合机房部署 2 台数据中心核心交换机、2 台核心实现双机热备，核心之间采用两条万兆光纤捆绑互联，并在核心交换机上分别配置网络虚拟化板卡、防火墙板卡。服务器的 6 个网卡通过千兆六类线均匀接入 2 台核心，平均一台核心接一台服务器的 3 个网卡。按 40 台服务器部署，核心交换机上配置充足的接口线卡，均采用冗余裸光纤直接接入卫生局核心交换机（冗余链路分别接入 2 台核心），核心交换机上配置光纤模块。VPN、路由器设备均采用冗余千兆六类线分别接入两台核心。

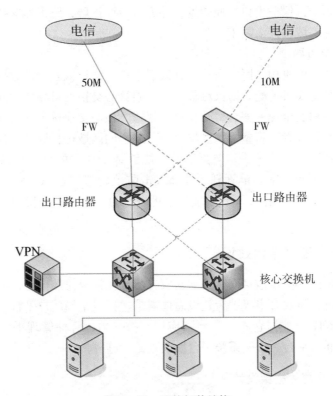

图 6-23　网络拓扑结构

2. 网络建设内容

（1）核心交换机。

核心交换机采用支持下一代数据中心和云计算网络特性的交换机，卫生局云服务 2 台核心通过虚拟化技术虚拟成一台，实现所有接入服务器端口全部转发，相比传统 VRRP 技术性能提升 1 倍。同时，当其中任何一台核心故障后仅延时 50ms，用户对此感觉无异样。全面支持 TRILL 协议透明交换技术，通过 TRILL 协议透明交换技术，有效简化网络设计，提高网络可扩展性和弹性，并为构建一个大型的虚拟化云计算网络奠定基础。核心交换机为服务器提供 FCoE（Fibre Channel over Ethernet）接入和以太网接入服务，从而帮助用户轻松整合异构的 LAN 和 SAN 两张网络，减少数据中心建设成本和复杂性。核心交换机背板带宽 15T，包转发率 5 714Mpps，满足区域平台数据中心的数据线速转发要求。

（2）核心路由器。

核心路由器作为各个接入机构的业务数据汇聚点，需满足高性能、高稳定、接口丰富灵活、可扩展的要求。为保证高稳定性，在出口采用两台模块化核心路由器，一台用于各个机构的主链路接入，一台用于各个机构的备份链路、互联网的接入，并对规模较小的站点采用 VPN 接入。核心路由器包转发率 240Mpps，业务扩展槽 8 个，保证出口快速转发，并方便后期扩展，路由器支持光口、电口等，满足各种广域网接入要求。

（3）安全边界。

对于公共卫生机构、医疗机构、社区卫生机构的接入安全，数据中心的安全防护，在核心交换机上配置防火墙板卡，依附核心交换的可靠性，同时利用其高性能，将网络和安全统一融合，减少单点故障。核心交换机上的防火墙插卡就好比行政部门的划分者，将整网从逻辑上划分成不同区域进行管理，控制着各个区域间的流量互访。具体来讲，防火墙插卡能够基于独立的分区提供安全区域隔离、ACL 访问控制、黑名单管理、外部攻击防范、邮件过滤、应用层过滤等功能。通过虚拟防火墙功能，1 块功能插卡可以作为 N 台设备来使用，大大提高了投资价值。

三、统一应用平台建设

按照国家公共卫生信息网建设和新农合信息化建设总体部署，结合以上对全市情况的分析，新农合市级平台建设总体需求包括卫生局门户平台、数据交换平台、核心数据库（数据仓库）平台、应用支撑平台、存储管理平台、应用软件系统、网络通信平台、安全系统平台以及基础设施等。

（一）平台总体框架设计

新农合市级平台总体框架如图 6-24 所示。

从图 6-24 出发，我们认为新农合市级平台的物理架构应该是由一个多层次的架构和一些独立的特殊的群体所构成。新农合市级平台的整体架构包括门户网站、应用系统运行平台、应用支撑平台、数据管理平台、网络服务系统、安全保障系统、运行管理系统等。通过应用基本平台的建立以及支撑，各类构建在核心平台之上的新农合的应用，可以重用基本核心业务模块，避免重复开发，减少应用管理维护成本，可以共享数据，避免基础数据重复输入，提高数据的一致性和正确性，可以协同应用、联合办公，提高农合业务系统的整体效率。

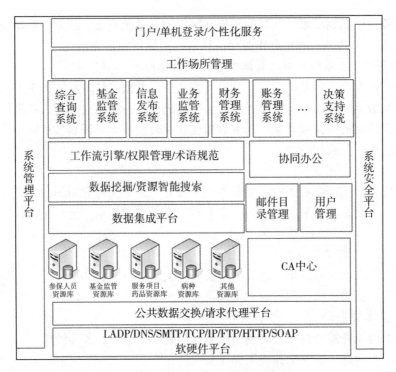

图6-24　新农合市级平台总体框架

（二）系统建设设计思路

1. 数据交换

建立市级数据交换平台的需求主要来自两个方面：①各区应用差异；②多个应用系统的数据交换。

由于市级平台并无业务经办，生产资源性数据全部来自各区卫生局业务系统、横向部门业务数据。市级平台数据中心面向多个业务系统服务，因此，市级数据中心要求既可完成同一业务系统的纵向数据传输、交换，又可完成对其他业务系统的横向数据交换；既可完成同构数据的数据交换，又可完成对异构数据的数据交换。

2. 过程性数据到结果性数据转换

区级生产区资源库存在大量的过程性数据，需要整合和转换为卫生部规定的各项交换区结果性数据指标，这部分工作不是简单的数据复制工具就能解决的，只能根据各地的情况进行定制，可以抽取统一的生产区到交换区的数据交换接口，提高数据交换的效率；区交换区与市交换区的数据传输因为数据结构是固定的，应采用统一开发的数据交换软件，以解决数据中心面对的各区级应用差别、数据库异构等问题，并提升数据中心的扩展性能。

过程性数据到结果性数据的转换在区级数据系统完成。结果性数据应符合卫生部颁布的"《新型农村合作医疗信息系统》统计指标规范"。

3. 区级数据系统与市级数据中心的数据转换

全市新农合应用系统由一个开发商完成，区数据系统对市数据中心的数据转换为同构数据的转换，这种情况也需要平台进行支持：建立统一的数据标准，实现数据跨地域的交换和共享；保证数据变化及时同步，发现和修正同一个数据在不同系统中不一致的情况。

4. 统一权限管理

市级平台数据中心面向多个业务系统服务，为了保持应用的独立性和易整合性，权限控制在应用平台中作为一个非常重要的支撑体系，统一完成权限管理和控制。

5. 电子数据交换

根据新农合业务需求，省级、市级、各区级业务主管和业务经办单位、市级横向部门、区级横向部门的数据交换将采用统一的格式，并以 XML 来进行描述。

6. 信息安全

新农合业务涉及对基金的使用和监管，具有准金融业务的性质，因此，必须保障系统的数据传输安全和应用操作安全。

7. 新农合应用系统与其他应用系统的数据交换

新农合应用系统与其他应用系统进行数据交互需要平台提供安全的数据交换的功能，使得业务系统可以很方便地和其他系统进行数据交换。

8. 决策分析/综合查询

各区级业务经办机构的数据在市业务主管部门汇总到中心数据库，市应用平台提供异常数据预警、明细、汇总数据查询、图表分析及决策结果模拟。

9. 基金监管

为市主管部门提供农合基金使用过程的全程监测、预警、历史数据分析、决策模拟等工具。

10. 门户网站

建立市级新农合门户网站，逐步开展网上业务和网上服务，如每年各乡镇、街道参合人员和家庭的变动信息业务经办及参合农民健康档案的管理维护可以在网上完成；在网上开展咨询、查询等服务。

综上所述，我们将新农合市级业务分为以下几个分系统进行规划，如图6 - 25 所示：

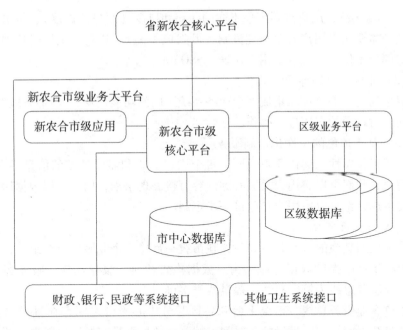

图 6 - 25　新农合市级平台业务系统

新农合市级业务大平台：是指新农合市级业务的 IT 系统建设，部署在市医学信息中心，支持本市新农合市级业务的开展。

新农合市级核心平台：用于支撑新农合市级核心业务应用的系统研发平台和系统支撑平台，它不是可用于所有行业的、可支持各种管理信息系统的通用技术平台，而是一个专用于新农合市级业务部署的数据平台、业务平台和技术平台。提供市级业务共用的技术组件和业务组件。

新农合市级应用：基于市级核心平台提供的一系列技术组件和业务组件，开发形成的各个应用系统。

（三）系统建设设计内容

1. 卫生局门户平台

卫生局门户平台是一个面向用户操作界面的整合，强调的是要将来自多个信息源的信息以一种可定制的、个性化的界面展现给用户。集成平台建成后主要面对三类用户：卫生局管理用户、专业业务用户和社会公众。其中，专业业务用户包括新农合业务用户、社区业务用户、疾控业务用户等。提供的技术功能主要有：

（1）统一用户管理和登录。

通常每个应用系统会对应一套用户账户，用户访问不同的应用系统需要提供不同的账户和口令。这种做法带来的问题是系统管理员需要管理多套用户账户

（管理工作复杂）、用户需要记住不同的账户和口令（用户负担重）、每增加一个新系统都需要建立用户安全管理机制（开发成本高）。建立卫生局门户平台能够简化这部分工作，实现单一用户认证（SSO）。

（2）业务系统的界面级整合。

卫生局门户平台可以集成后台业务系统不同的功能模块，使用户能够在同一个界面下对不同的应用进行操作。

（3）基于角色的个性化定制服务。

由于工作属性、岗位职责不同，每个用户关心和需要处理的信息不尽相同，通过门户，我们可以将用户最关心的内容直接展现出来，内容可以根据用户配置表自动生成，也可以由用户自己进一步定制。

2. 数据交换平台

作为数据交换的核心节点，建议在市级平台建立企业服务总线组件，在企业服务总线组件中提供数据智能路由、数据格式转换、服务选择、服务绑定等功能。企业服务总线为符合总线，提供两类接口：

通过企业服务总线，市级平台和各区县分中心平台之间存在批量的数据交换，通过数据库级的、批量的、时间点控制的数据批量交换接口实现。即企业服务总线的信息集成接入层。

通过企业服务总线，市级平台和各区分中心平台，以及与未来扩展的医院之间还存在事件驱动的数据交换，建议通过 XML 标准的、接口级的、事件控制的数据事件交换接口实现。即企业服务总线的消息接入层。如图 6-26 所示。

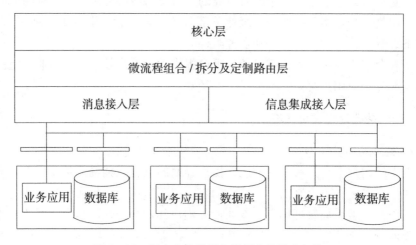

图 6-26 新农合市级平台数据交换平台架构

（1）批量数据交换设计。

①集中式数据库。

根据卫生部"统一数据库平台"的建设原则和新农合信息系统建设指导意见，新农合信息数据库主要采取集中式数据库系统构建方式，即将全市数据集中在市新农合数据中心，由统一技术标准的数据库进行集中管理和维护，从而形成核心数据库系统。

②分布式数据库。

结合当前的各项实际情况，大部分业务数据需在各区卫生单位进行分级管理和控制，并适时与市新农合数据中心保持一致。分布式数据库作为市级新农合数据中心的一组数据库子集，逻辑上属于同一系统，而物理上分散在用计算机网络连接的多个地理位置，并统一由一个分布式数据库系统管理。分布式数据库是市级核心数据库向下级机构的延伸，在逻辑上仍由市核心数据库统一管理和控制，是全市构建集中式数据库系统，并为核心资源数据库展开基层应用的具体实现形式。

③自用数据交换。

自用数据交换实现全市各区新农合结算系统与市级平台的数据交换。

④横向数据交换。

市新农合信息管理系统作为市电子政务应用系统之一，需要从新农合市级平台获得电子政务所需的业务数据。

⑤省级数据平台数据交换。

为新农合省级平台提供业务交换数据。向省级数据库上报的反映新农合基金筹集和使用、参合人员费用补偿情况的统计汇总数据以及反映社会经济基本情况和新农合运行与管理的各项数据。

（2）事件驱动数据交换设计。

在市级平台、区县分中心平台，以及医院应用之间需要建立事件驱动的数据交互业务。因此，我们在市级平台、区县平台，以及二级或三级医院应用之间构建基于消息机制的事件数据交换接口，实现双向的跨系统数据交换。如图6-27所示。

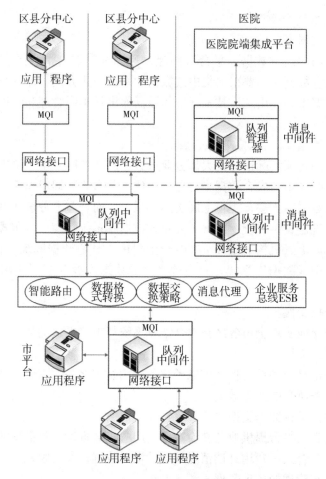

图 6 - 27　新农合市级平台事件驱动数据交换平台

　　整个 XML 数据交换流向以 ESB 总线为交换核心。

　　市级平台的 ESB 总线与部署在各区县分中心的消息中间件接口之间以消息队列作为交互接口，需要交换的 XML 数据对象被封装成 Message 的格式，并通过消息队列通道进行双向交换。

　　市级平台的 ESB 总线与医院集成平台之间以消息队列作为交互接口，需要交换的 XML 数据对象被封装成 Message 的格式，并通过消息队列通道进行双向交换。

　　（3）数据交换平台描述。

　　数据采集和交换的内容来源于各机构真实的业务系统数据源，主要包括三个方面（见表 6 - 3、6 - 4、6 - 5）：

表 6 – 3　接受其他部门的数据

序号	数据目录分类	数据元名称	数据来源	交换频率	交换数据流量
1	参合人员属性信息	农业户数/农业人口数/五保户人口数/特困人口数	市民政	每月 1 次	1M/月
2	基金收入明细	中央财政补助额/省级财政补助额/市级财政补助额/县级财政补助额/乡级财政补助额/农民个人缴纳/民政医疗救助补助/乡村集体经济补助额/其他来源/滚存结余/医疗基金结余/风险基金结余/本年度结余/医疗基金结余/风险基金结余/上年结转金额	财政、商业银行	每月 1 次	1M/月
3	参合人员缴费信息	缴费流水号/缴费代码/缴费年度/缴费代码类别/缴费金额/缴费人数/缴费时间/收款人姓名/审核人姓名	财政	每年 N 次	100M/年
4	门诊补偿登记信息	合作医疗证号/患者姓名/户主姓名/性别/年龄/就诊时间/病种编码/病种名称/总费用/补偿费用/核销费用/医生姓名/审核人姓名/医疗服务/名称/备注/记入贷方	医疗服务机构	每天 1 次	0.5M/天
5	门诊补偿登记详细信息	合作医疗证号/补偿项目名称/单位/单价/数量/金额/所属费用分类	医疗服务机构	每天 1 次	0.2M/天
6	住院补偿登记信息	合作医疗证号/患者姓名/户主姓名/性别/年龄/入院日期/住院天数/出院日期/病种名称/总费用/补偿费用/核销费用/医生姓名/审核人姓名/医疗服务机构名称/记入贷方	医疗服务机构	每天 1 次	1M/天
7	住院补偿登记详细信息	合作医疗证号/补偿项目名称/单位/单价/数量/金额/所属费用分类	医疗服务机构	每天 1 次	0.5M/天
8	体检信息	年份/区划名称/申请人数/申请时间/申请金额/销金额/申请人姓名/审核人姓名/记入贷方	医疗服务机构	每年 1 次	40M/年

（续上表）

序号	数据目录分类	数据元名称	数据来源	交换频率	交换数据流量
9	体检详细信息	年份/合作医疗证号/申请人数	医疗服务机构	每年1次	60M/年
10	财务管理信息	机构名称/账套标识/日期/借方/贷方/借方科目/贷方科目/借方金额（元）/贷方金额（元）	医疗服务机构、财政、审计	每月1次	2M/月
11	资金往来明细账	年度/部门名称/结账单位名称/记账日期/记账类型/借方单据号/借方金额/贷方单据号/贷方金额/结余金额/摘要	医疗服务机构、财政、审计	每月1次	2M/月
12	资金借方信息表	年度/当前部门/入账金额/入账日期/入账类型/贷方流水号/备注	医疗服务机构、财政、审计	每月1次	2M/月
13	资金贷方信息表	年度/当前部门名称/接收方名称/费用/发生时间/调拨类型/借方流水号/备注	医疗服务机构、财政、审计	每月1次	2M/月
14	资金往来明细账	年度/部门名称/结账单位名称/记账日期/记账类型/借方单据号/借方金额/贷方单据号/贷方金额/结余金额/摘要	医疗服务机构、财政、审计	每月1次	2M/月
15	转诊信息	合作医疗证号/户主姓名/患者姓名/性别/入院日期/病种名称/转出医疗服务机构/申请转入医疗服务机构/转出原因/转入医疗服务机构/审核日期/转出日期/审核人/备注	医疗服务机构、财政、审计	每月1次	2M/月
16	二次补偿信息	合作医疗证号/户主姓名/患者姓名/性别/总费用/补偿费用/核销费用/二次补偿日期/二次补偿日期/审核人/备注	医疗服务机构、财政、审计	每年1次	5M/年

表 6 – 4　提供给其他部门的数据

序号	数据目录分类	数据元名称	交换频率	交换数据流量
1	农民新农合补偿信息	医疗证卡号/个人缴费金额/民政医疗救助补助/资助资金/病种名称/住院费用总额/核销总额/费用发生时间/二次补偿信息	每天 1 次	10M/月
2	新农合基金使用情况季度表	县（市）区名称/补偿人次数/基金支出总费用/住院总费用/住院补偿费用/住院补偿人次数/门诊住院总费用/门诊补偿费用/住院补偿人次数/体检住院总费用/体检补偿人次数	每季度 1 次	1M/季度
3	新农合基本信息季度表	县（市）区名称/农业人口数/参加合作医疗人口数/筹资总额/中央财政补助/地方财政配套/个人缴纳/民政医疗救助补助/其他	每季度 1 次	1M/季度
4	参合统计信息	参合年门诊人次数/参合年出院人次数/参合人口数/年凑集基金数/中央财政补助额	每年 1 次	1M/年

表 6 – 5　共享的数据

序号	数据目录分类	数据元名称	共享存储位置	更新频率
1	人口信息	行政区划/常住人口数/暂住人口数/户主姓名/户主身份证号	人口数据库	每天
2	法人信息	法定代表人/注册资金/机构代码	法人数据库	每天
3	地区信息	地区编码/县、乡（镇）、村编码	地名管理共享库	每月

3. 数据库要求

（1）核心数据库信息需求。

新农合市级平台和中心数据库（以下简称市级平台和数据库）是新农合信息系统的核心部分，是服务于各地新农合决策和联系本辖区各级新农合信息网络的中心平台。建立完备的卫生资源数据、公共卫生信息数据、基础经济人口数据的稳定来源，具有统一规范的数据字典，建立相应数据库与来源之间的交换接口定义和传输机制。

（2）数据分区建设。

①交换数据区。交换数据区用来处理交换类的业务数据，包括与下属区县间

的交换数据；与省级平台间的交换数据；与市级医院间的交换数据；与市级其他医疗管理机构间的数据交换。

卫生部对新农合的数据交换格式已经定义为 XML，因此在交换数据区的建设过程中，对 XML 数据的处理是一个关键的技术要求。我们要求市级核心数据库引擎应具备对 XML 的灵活处理能力，能够灵活存储 XML 数据模型，能够通过 Xquery 进行 XML 操作，能够将 SQL 和 Xquery 进行互操作，从而实现更为灵活的数据操作。

②生产数据区。生产数据区是传统的 OLTP 数据库，建议采用业界主流的企业级数据库管理系统进行建设。

③分析数据区。由于新农合市级平台的主要职责之一是对所有参合农民健康档案、补偿情况、基金使用情况、补偿方案等业务数据进行监控管理，因此，分析功能是市级平台的主要功能。同时，由于查询检索及分析的需求非常多，因此应该采用数据仓库解决方案对分析数据区进行建设。

数据仓库是一个面向主题的、集成的数据集合，用来支持管理人员的决策。在将当前的操作型数据向分析型数据库转换的过程中，需要经过一个抽取、转换、清洗（ETL）的过程，使建立起来的数据仓库实现格式统一、口径一致，从而提高数据的规范性、可用性。为分析和决策提供一个完整的应用视图；为报表、查询提供统一的应用界面和访问接口；从而成为总体结构的核心和决策支持系统（DSS）处理的基础。

（3）数据模型要求。

核心数据层需要建立以下数据标准模型，以规范全市新农合业务数据。

①参保农民健康记录数据模型：新农合业务全面开展后，应该将分散的农民参保、就诊、补偿、赔付等一系列业务数据进行统一的规整，按照一个标准的方式建立参保农民健康记录，这样才能为参保农民提供更为全面的服务，也为未来区域医疗的开展打下一个良好的基础。

②基金监管数据模型：新农合市级业务的一个核心功能是基金的管理和补偿的监管，因此需要在市级中心建立一个基金监管的管控模型，实时/准实时监控基金使用、赔付业务。

③术语规范标准数据模型：建立全市统一的管理术语、业务术语，有利于进行综合分析、统计。

④决策支持数据模型：建立多维数据模型，对新农合业务的开展进行多角度、多层面地分析，辅助决策。

4. 应用支撑平台

我们需要在市级平台搭建一个基于 J2EE 的应用支撑平台来支持新的市级平台核心应用系统。建立统一 J2EE 引擎的主要目的在于规范应用开发的技术路线。构建 J2EE 应用服务器平台，要求将业务应用的开发、创建、部署、运行在功能强大的 J2EE 应用服务器上，让用户专注于应用系统的业务逻辑设计。J2EE 应用服务器平台提供了基于 Web 应用服务器的三层次结构，为设计基于 Web 的应用解决方案提供了一个成熟的开发和运行模型。三层次的浏览器/服务器架构是基于 Web 的先进的体系结构，为应用程序提供 Web 运行环境，数据资源和客户机将被"J2EE 应用服务器"分隔开，应用服务器上存储着应用逻辑，并提供了强大的服务功能，保证整个系统的可扩展性、高可用性、安全性、灵活性等。要求采用业内成熟、领先、符合 J2EE 规范的应用服务器，例如：IBM Web Sphere Application 应用服务器，为应用系统提供稳定、可靠、高性能、可扩展的、易管理的、安全的运行环境，除了提供应用的运行环境外，还要求提供图形化的集成开发工具。

5. 存储管理平台

存储管理平台构成一个基于 SAN（Storage Area Network）的存储管理解决方案，完成集中的数据备份、恢复机制和多级存储机制。新农台市级平台存储管理平台架构如图 6 – 28 所示：

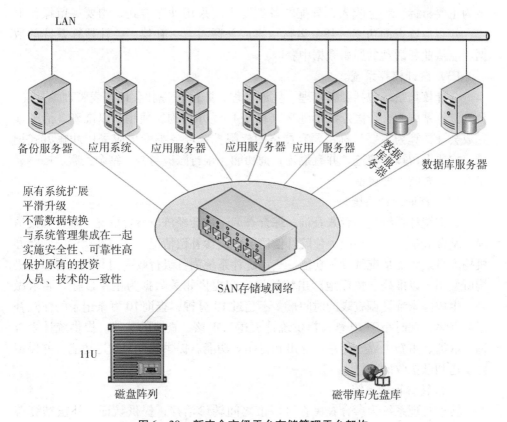

图 6 – 28　新农合市级平台存储管理平台架构

此架构利用 SAN，将存储的数据与服务器和应用分离，一旦需要备份时，直接将数据从磁盘阵列通过 SAN 网络传送到磁带库中，不经过 LAN 网络，可以尽量避免由于备份对 LAN 造成的带宽占用，保证应用的响应时间。

6. 应用平台需求

（1）"市新农合服务网"网站。

"市新农合服务网"网站既是一个供居民、患者、专家、学者、新农合业务管理者、上级卫生主管官员互相交流的公共信息平台，又是一个宣传卫生政策、法律法规的新农合宣传平台，同时也是一个具有权威性、全面性、内容丰富的健康教育平台。主要解决网站的采编管理、信息检索、内容扩充；应具有栏目管理、内容管理、发布管理、模板管理、用户管理、角色管理等功能；实现网站设计、制作模板、录入内容、内容发布这一工作流程；提供全文检索功能。

（2）基金管理系统。

基金管理系统，包括基金收入、基金分配、基金支付、基金结余和基金结转等功能。基金管理系统为区县级新农合经办机构所使用，以准确、清晰地管理基金为主要目标。基金收入、分配的各类变更应采用冲账方式，均要保留操作痕迹，并有痕迹查询功能。基金运行信息应关联参合、补偿、会计核算系统的数据，应从业务活动的原始数据中获取。

（3）会计核算系统。

会计核算系统包括账套管理、凭证管理、账簿管理和会计报表管理等功能。会计核算系统为合作医疗统筹地区（区级）经办机构所使用，以准确、清晰地完成会计核算为主要目标，要有严格的权限控制。各类变更应采用冲账方式记录，均要保留操作痕迹，并有痕迹查询功能。银行账应与基金结余关联。账簿显示直观、查找方便灵活。

（4）查询统计系统。

查询统计系统包括台账查询、综合查询、社会经济与参合情况、基金筹集情况、基金分配与支出情况、住院补偿情况、门诊补偿情况、其他补偿情况、经办机构人员及收支情况统计等功能。查询统计系统为各级行政部门和新农合经办机构所使用。以准确、快捷地产出统计报表和提供相关数据为主要目标。要求做到：生成国家统计调查表的时间最多不超过 10 分钟；查询 10 万条记录的住院补偿数据集，耗时小于 10 秒；提供统计表逻辑审核、查错的功能。提供统计表查询、取消、重新生成、汇总、导出和打印等功能。提供统计表发送功能，并保留已发送和已接收的信息。

（5）转诊管理系统。

转诊管理系统为参合农民在区、市之间转诊治疗，提供认证、补偿结算等功能。

（6）监测分析系统。

监测分析系统对新农合信息系统中的重要数据与指标进行自动监测和分析，包括对基金筹集与到位情况、基金分配与使用情况、参合人口受益情况、医疗服务利用情况、医药费用控制情况等功能。监测分析系统为各级行政部门和新农合经办机构所使用。以准确、直观、快捷地提供监测分析结果为主要目标。

（7）方案设计与测算系统。

方案设计与测算系统要为新农合补偿方案的设计提供数据参考方案、对方案进行测算评价，包括医疗风险度测算、主要参数测算等功能。方案设计与测算系统供新农合管理人员所使用。以灵活方便、交互性强为主要目标。

（8）健康档案管理系统。

健康档案管理系统主要实现对参合农民健康记录的管理，包括健康信息采集、健康档案查询等功能。健康档案管理系统供定点医疗机构和新农合管理机构使用。以完整、方便地保存和快捷查询为主要目标。能够与参合、诊疗、补偿实现无缝衔接。

（9）决策辅助系统。

决策辅助系统是借助现代信息技术，通过统计、调查以及数据挖掘等手段，构造新农合信息采集体系；经过对原始信息汇总、调查以及数据挖掘等手段，重新构造新农合信息采集体系；经过对原始信息汇总、整理、交换和分析等加工处理，形成宏观决策数据库，并建立新农合基金监测系统和决策支持系统，为政策的制定和调整提供支持，对政策执行情况进行监测。

宏观决策系统主要由宏观决策数据库和宏观决策系统软件组成。

宏观决策数据库中保存的是系统所需的当前或历史数据的集合，其中大部分数据通过统计调查等手段从本市、各区数据库中获取，另一部分数据来自财政、统计等部门。宏观决策数据库可有效利用数据仓库技术，将决策中面向主题的、集成的、与时间有关的和不可修改的数据集合在一起，从大量事务型数据中通过清理和转换按统一的数据各区抽取必要数据，为决策者提供全方位的支持。宏观决策系统软件用于管理宏观决策系统的数据库和用户接口，保证用户与宏观决策系统之间方便地交互。

宏观决策系统主要应用于市级平台，根据需要部分功能也可部署在区级业务平台。

（10）统一管理平台。

统一管理平台主要对使用本系统的人员、权限、栏目、模板、日志进行管理。包括：系统登录管理、系统参数设置、权限管理、基本代码管理、数据备份管理、打印参数设置等。

（11）合作医疗卡管理系统。

合作医疗卡管理系统主要对合作医疗卡的制卡、挂失、注销、补办业务流程进行管理，具体包括：制卡管理、挂失管理、注销管理、补办管理等。

（四）系统安全建设

新农合信息系统的安全设计，首先是针对系统所面临的来自网络内部和外部的各种安全风险进行分析，特别是对需要保护的各类信息及可承受的最大风险程度的分析，制定与各类信息（系统）安全需求相应的安全目标和安全策略，建立起包括"风险分析、安全需求分析、安全策略制定和实施、风险评估、事件监测和及时响应"的可适应安全模型，并作为系统配置、管理和应用的基本安全框架，以形成符合新农合信息系统合理、完善的信息安全体系。并在形成的安全体系结构的基础上，将信息安全机制（访问控制技术、密码技术和鉴别技术等）支撑的各种安全服务（机密性、完整性、可用性、可审计性和抗抵赖性等）功能，合理地作用在新农合信息系统的各个安全需求分布点上，最终达到使风险值稳定、收敛且实现安全与风险的适度平衡。

（五）建设内容

（1）建立完整的安全防护体系，全方位、多层次地实现新农合信息系统的安全保障。

（2）实现多级的安全访问控制功能。对网络中的主机及服务进行基于地址的粗粒度访问控制和基于用户及文件的细粒度访问控制。

（3）实现对重要信息的传输加密保护，防止信息在网络传输中被窃取或破坏。

（4）建立安全检测监控系统。通过在系统中配备实时监控及入侵检测系统，加强对重要网段和关键服务器的保护，为不断提高系统安全强度、强化安全管理提供有效的技术手段。

（5）建立全方位病毒防范体系。采用网络防病毒系统，并与单机防病毒软件相结合，构建一套完整的防病毒体系。

（6）建立重要应用系统数据的备份机制，并实现关键主机系统的冗余及备份和灾难恢复。

（7）建立有效的安全管理机制和组织体系，制定实用的安全管理制度，安全管理培训制度化，确保系统安全措施的执行。

（六）设计原则

1. 需求、风险、代价平衡分析的原则

对任一网络来说，绝对安全难以达到，也不一定必要。对一个网络要进行实际分析，对网络面临的威胁及可能承担的风险进行定性与定量相结合的分析，然后制定规范和措施，确定本系统的安全策略。

2. 综合性、整体性原则

运用系统工程的观点、方法，分析网络的安全问题，并制定具体措施。一项较好的安全措施往往是多种方法适当综合的应用结果。一个计算机网络包括个人、设备、软件、数据等环节。它们在网络安全中的地位和影响作用，只有从系统综合的整体角度去看待和分析，才可能获得有效、可行的措施。

3. 一致性原则

这主要是指网络安全问题与整个网络的工作周期（或生命周期）应同时存在，制定的安全体系结构必须与网络的安全需求相一致。实际上，在网络建设之初就考虑网络安全对策，比网络建设好后再考虑，不但容易得多，而且花费也少得多。

4. 易操作性原则

安全措施首先要由人来完成，如果措施过于复杂，对人的要求过高，本身就降低了安全性。其次，采用的措施不能影响系统正常运行。

5. 适应性、灵活性原则

安全措施必须能随着网络性能及安全需求的变化而变化，要容易适应、修改。

6. 多重保护原则

任何安全保护措施都不是绝对安全的，都可能被攻破。但是建立一个多重保护系统，各层保护之间相互补充，当一层保护被攻破时，其他保护层仍可保护信息的安全。

7. 分级、分类、分阶段原则

不同级别的政务机关的保密性要求不同，越靠近中心政务机关，其管理、决策职能越多，需要确保保密性的信息越多。另外，不同业务系统的保密性要求不同。所以需要针对不同信息，划分不同的保护级别，另外，由于安全是一个循序渐进的过程，需要按照信息化的进程分阶段逐步实施。

（七）设计中参考的部分国家标准

安全标准是保证信息系统互联、互通、互操作安全的基础。新农合信息安全体系的设计，是以国家电子政务标准化为基础，严格地遵循国家已有的安全标准。在没有国家标准的地方，参考了部分行业和安全主管部门的标准，以及部分军用安全标准和其他相关的国际安全标准。

参考的国家相关标准如下：

GB 4943—1995　信息技术设备（包括电气事务设备）的安全

GB 9254—88　信息技术设备的无线电干扰极限值和测量方法

GB 9361—88　计算机场地安全要求

GB 2887—2000　计算站场地通用规范

GB 50173—93　　电子计算机机房设计规范

GB 17859—1999　　计算机信息系统安全保护等级划分准则

GB/T 15843.1—1999　　信息技术　安全技术　实体鉴别　第1部分：概述

GB/T 9387.2—1995　　信息处理系统　开放系统互连基本参考模型　第2部分：安全体系结构（ISO 7498—2—1989）

GB/T 17143.7—1997　　信息技术　开放系统互连　系统管理　第7部分：安全告警报告功能

GB/T 17143.7—1997　　信息技术　开放系统互连　系统管理　第8部分：安全审计跟踪功能

GB/T 17900—1999　　网络代理服务器的安全技术要求

GB/T 18018—1999　　路由器安全技术要求

GB/T 18019—1999　　信息技术　包过滤防火墙安全技术要求

GB/T 18020—1999　　信息技术　应用级防火墙安全技术要求

GB/T 15278—1994　　信息处理　数据加密　物理层互操作性要求（ISO 9160：1988）

GB 15851—1995　　信息技术　安全技术　带消息恢复的数字签名方案（ISO/IEC9796：1991）

GB 15851—1995　　信息技术　安全技术　用块密码算法作密码校验函数的数据完整性机制（ISO/IEC9797：1994）

GB/T 15843.2—1997　　信息技术　安全技术　实体鉴别　第2部分：采用对称加密算法的机制

GB/T 15843.3—1998　　信息技术　安全技术　实体鉴别　第3部分：用非对称签名技术的机制

GB/T 15843.4—1999　　信息技术　安全技术　实体鉴别　第4部分：采用密码校验函数的机制

GB/T 17902.1—1999　　信息技术　安全技术　带附录的数字签名　第1部分：概述

GB/T 18238.1—2000　　信息技术　安全技术　散列函数　第1部分：概述

GB/T 17903.1—1999　　信息技术　安全技术　抗抵赖　第1部分：概述

GB/T 17903.2—1999　　信息技术　安全技术　抗抵赖　第2部分：使用对称技术的机制

GB/T 17903.3—1999　　信息技术　安全技术　抗抵赖　第3部分：使用非对称技术的机制

GB/T 18237.1—2000　　信息技术　开放系统互连通用高层安全　第1部分：概述、模型和记法

GB/T 18237.2—2000　　信息技术　开放系统互连通用高层安全　第2部分：

安全交换服务元素（SESE）服务定义

　　GB/T 18237.3—2000　信息技术　开放系统互连通用高层安全　第3部分：安全交换服务元素（SESE）协议规范

　　GB/T 14814—1993　信息处理文本和办公系统标准通用置标语言（SGML）

　　GB/T 18231—2000　信息技术　低层安全

（八）系统安全需求分析

　　在新农合信息系统中，凡是受到安全威胁的系统资源都要进行保护。受保护的资源包括物理资源、信息资源和服务资源等。根据网络系统和受保护资源的实际情况，统筹考虑，从物理安全、网络安全、系统及应用安全、数据安全以及容灾备份系统的建设等方面分别对系统安全需求进行分析，以形成一套完整的安全策略。

　　按照如图6-29所示的流程工作，可以帮助建立、健全一套完整的安全体系。

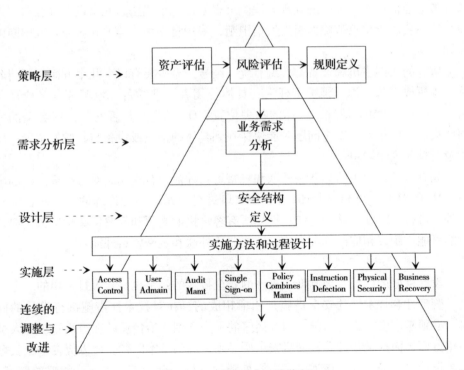

图6-29　系统安全工作流程

（九）安全解决方案

1. 物理实体和硬件系统安全设计

（1）所有的网络设备都要设有物理保护，不能随意让人接触，重要服务器要加带口令的屏幕保护及键盘锁。

（2）机房按高标准建设，要设有火灾、烟雾自动报警装置和气体自动灭火设施，要安装完善的监控系统，防止人为的物理实体破坏，机房的保护地安装要符合有关标准。

（3）重要的主机和网络设备应配备在线式不间断电源和备份供电电源，主要功能有：防止电源尖峰、浪涌和噪声过滤；电压稳定调节；主动力电源失效后的备份电源供电。另外，应使用机房专用精密空调调节机房温度和湿度。

（4）保障硬件安全的另一个重要措施就是要防止雷击，除通常采用的避雷针、接地等手段外，还应防止雷击在通信线路或电力线上产生浪涌电压，造成设备的损坏。

考虑通信设备故障时的处理方法。可以采用冗余线路、冗余设备等方法，保障系统不会由于单点故障而引发通信中断，采用自动切换等方式压缩系统中断的时间。

所有的入网主机和设备都要编有统一编号，至少要有以下几个方面：部门名称、主机或设备名称、维护责任人、具体使用者、机器名（或服务器名或设备名）、IP 地址、Mac 地址、具体的物理位置、OS 类型、是否安装任何类型的桌面防火墙，便于发生安全问题时能快速找到具体的主机或设备与其所处位置，便于及时排除安全隐患。

如有必要，为了防止非法外联和机密资料外泄，首先用蜡对所有客户机的串口、MODEM 口、并口（打印口）、USB 口进行封蜡，不允许外联；其次，要对红外口进行 CMOS 屏蔽和封蜡；拆掉所有客户机的光驱和软驱，减少机密资料外泄的可能。配以相应的管理措施，防止非法外联和机密资料外泄。

2. 内部管理制度设计

没有良好的内部管理制度，再好的安全技术的效果也是会大打折扣的。

管理性和技术性的安全措施是相辅相成的，在对技术性措施进行设计的同时，必须考虑安全管理措施。因为诸多的不安全因素恰恰反映在组织管理和人员使用方面，而这又是计算机网络安全所必须考虑的基本问题，所以应在整个安全体系设计时加倍重视。该类产品主要是帮助进行安全管理，如安全策略的制定，系统安全运行状况调查，安全事件的跟踪与处理，安全审计和证据的采集、使用等。

网络安全的安全管理包括技术、组织和制度三个方面的内容。三者互为补充、缺一不可，特别是后两者，很容易被安全管理工作所忽视。

（1）技术管理。

从网络安全学的观点分层进行分析，信息网络的安全管理包括以下几个方面：首先是物理层的安全，即主机及路由器等网络硬件设备物理上的安全；其次是网络结构的安全，即整个网络不应该由于局部的故障而导致瘫痪；再次是网络操作系统的安全；最高层则为网络应用，包括信息传输的安全。

（2）组织和制度管理。

医学信息中心负责网络系统的安全管理，主要有以下几个方面：

①信息中心要认真贯彻执行国家及有关部门关于网络安全的法律法规；

②信息中心要制定本网络系统各种安全管理规章制度和措施，并负责检查落实；

③其他部门要建立相应的网络安全管理规章制度，并确定网络安全负责人；

④在网管中心培养系统安全员及地方安全员，作为维护网络安全的各级工作人员。

3. 操作系统安全设计

在网络环境中，网络系统的安全性依赖于网络中各主机系统的安全性，而主机系统的安全性正是由其操作系统的安全性所决定的。没有安全的操作系统的支持，网络安全也毫无根基可言。所以，操作系统安全是计算机网络系统安全的基础，必须首先选择安全的操作系统平台。

一个安全的操作系统应该提供用户身份认证、访问控制功能，对用户的所有操作和网络服务进程具有完备审计机制。参照美国国防部的对操作系统安全等级的划分（TCSEC），要求客户端系统达到 C2 级可信度（比如 Windows NT、各种 Unix 平台），并具备以下特征：

①用户识别和认证。系统通过用户名识别用户，至少提供基本的用户名口令认证机制；

②自主型访问控制。系统可以根据用户的注册名和 ACL 列表决定用户的访问控制权限，用户以自己决定所拥有的资源的授权；

③系统可以对系统中发生的安全相关事件进行审核记录。对于重要的服务器系统，应该选择安全级别更高的操作系统，或者通过改造操作系统达到 B1 级以上，即实现强制型访问控制功能；系统具备强制用户认证机制（如一次性口令或基于公钥的证书认证），不在网络中明码传输口令或密钥。

值得注意的是，首先操作系统设计上的安全级别并不能保证系统实现和配置上没有安全漏洞，因此必须和系统安全管理手段相结合。其次，固然操作系统可能有已经发现或仍然没有发现的安全漏洞，但是大部分的安全问题是由于系统管理所导致的。例如，密码设置不当且不定期修改，文件权限设置不对，Telnet、共享、Web 服务器等的配置不当。

根据安全系统建设的要求，操作系统和数据库系统都应达到 C2 的安全级别；

确定操作系统安全访问控制策略，访问控制的原则必须是缺省禁止；向用户直接提供服务的主机必须加强安全管理，其功能应尽量单一；加强密码管理，提醒或强制管理员定期修改密码，禁止使用安全性不高的密码。

4. 接入层防火墙

防火墙是网络层的安全访问控制产品，作为内部网络安全的屏障，其主要目标是保护内部网络资源，强化网络访问安全策略；防止内部信息泄露和外部入侵；提供对网络资源的访问控制；提供对网络活动的审计、监督等功能。这里的防火墙主要提供以下基本功能：

（1）保护脆弱的服务。

通过过滤不安全的服务，防火墙可以极大地提高网络安全和减少数据中心的风险。

（2）控制对系统的访问。

防火墙可以提供对系统的访问控制，如允许从外部访问某些主机，同时禁止访问另外的主机。

（3）增强的保密性。

使用防火墙可以阻止攻击者获取攻击网络系统的有用信息，如内部数据库。

（4）记录和统计网络利用数据以及非法使用数据。

防火墙可以记录和统计通过防火墙的网络通信，提供关于网络使用的统计数据，此外，防火墙还可以提供统计数据，来判断可能的攻击和探测。

（5）策略执行。

防火墙提供了制定和执行网络安全策略的手段。新农合市级平台可利用防火墙定制符合自己实际情况的安全访问策略，来保护整个数据中心的安全。数据中心是非常重要的区域，为了避免连接多设备而引起的网络故障、网络性能影响、网络结构变复杂等因素，建议配置两台防火墙组成双机系统，这样一旦某一台防火墙出现故障时，不至于影响整个数据中心的运作。数据中心防火墙应具备以下基本功能：

①高性能、高并发；

②防火墙功能，隔离数据中心与内部网；

③IP 包过滤功能，仅允许从局域网到服务中心的访问和经由外、内两层防火墙认证的来自互联网访问的 IP 包进出；

④强大的 QOS 功能，可以根据应用、IP 来定制优先级；

⑤VLAN 的 802.1Q 支持；

⑥防 DOS 攻击功能，有效防御内外网的 DOS 攻击；

⑦防 IP 源路由攻击、IP 碎片包、SYN、DNS/RIP/ICMP 攻击等；

⑧实时保护服务中心，保证服务中心免受攻击；

⑨细致的访问控制功能，有效对网络进行管理；

⑩完善的内容安全管理和访问审计功能，防止机密信息泄漏；

⑪强大的数据中心，提供直观的网络使用数据统计；

⑫详细的日志功能；

⑬提供不低于 4 个的千兆自适应端口，并可扩展更多千兆光电端口；

⑭支持双机热备；

⑮最好能支持链路聚合及负载分担。

5. 虚拟化软件（服务器整合）

统一界面管理，动态资源调度，虚拟机动态迁移，存储动态迁移，高可用性，分布式电源管理。其特点有：

（1）大大降低 TCO。通过服务器整合，控制和减少物理服务器的数量，明显提高每个物理服务器及其 CPU 的资源利用率，从而降低硬件成本。降低运营和维护成本，包括数据中心空间、机柜、网线、耗电量、冷气空调和人力成本等。

（2）提高运营效率。加快新服务器和应用的部署，大大降低服务器重建和应用加载时间。主动提前规划资源增长，这样对客户和应用的需求响应快速，不需要像以前那样，需要长时间的采购流程，然后进行尝试；不需要像以前那样，硬件维护需要数天/周的变更管理准备和 1～3 小时维护窗口，现在可以快速进行硬件维护和升级。

（3）可用性高。因为使用 VMware HA 实现经济高效、独立于硬件和操作系统的应用程序可用性。使用 VMotion 迁移运行中的虚拟机和执行无中断的 IT 环境维护。

（4）提高服务水平。建立业务和 IT 资源之间的关系，使 IT 和业务优先级对应。将所有服务器作为大的资源统一进行管理，并按需进行资源调配。

（5）旧硬件和操作系统的投资保护。不再担心旧系统的兼容性，维护和升级等一系列问题。

（6）充分利用网络存储的优势。可以进行集中数据备份，并且为这些服务器和应用的容灾打下基础。同时，通过虚拟机的特有功能和网络存储的有效结合，提高了这些应用的可用性、移动性和灵活性。

（7）为将来的集中网络存储提供可能。对于由于成本或者其他原因没有接入到存储网络（SAN、iSCSi 和 NAS）的服务器，整合后物理服务器数量减少，可以考虑接入到存储网络。

6. 应用系统安全

从操作系统内核实现对服务器的安全加固；用户可以根据安全需求，自定义导入高中低三个不同安全级别的模板；通过修改系统内核，为操作系统提供内核级的缓冲区溢出攻击防御（4CPU）；对网络的访问采用安全保护机制，系统通信端口的创建和远程访问必须在授权的情况下进行；可使用向导功能，依据向导提示配置自己所需的功能、国产品牌。

表6-6 服务器安全加固系统 for Windows 功能模块

序号	功能需求模块	描述
1	内核级安全加固	从操作系统内核实现对服务器的安全加固
2	身份认证	产品必须具备身份认证功能,采用公钥体制认证,加强对软件管理人员身份的安全认证
3	内置操作系统安全模板	用户可以根据安全需求,自定义导入高、中、低三个不同安全级别的模板
4	操作系统强制访问控制模块	内核级实现文件、注册表、进程、服务强制访问控制
5	文件完整性检测机制	检测程序自动记录制定目录中所有文件的基本属性及内容校验
6	全面的服务检测机制	检测程序自动记录系统中所有服务的基本属性及内容校验
7	规则向导设置	可使用向导功能,依据向导提示配置自己所需的功能
8	防止恶意程序或驱动加载	防止恶意程序以驱动形式加载感染系统
9	内核级缓冲区溢出防御	通过修改系统内核,为操作系统提供内核级的缓冲区溢出攻击防御
10	自主知识产权	自主知识产权,完全国产化,拥有完整支持产权的内核加固产品
11	具有良好的认可和资质	取得公安部的计算机信息系统安全专用产品销售许可证、获得国家保密局涉密信息系统产品检测证书、获得中国信息安全产品测评认证中心认证、获得中国人民解放军信息安全测评认证中心军B级认证、产品符合《GA/T 388—2002 计算机信息系统安全等级保护操作系统技术要求》第三级要求

四、中心机房建设

医学信息中心作为全市卫生系统信息化的研究和设计单位,负责制定市卫生局门户网站建设的发展目标及实施计划,承担市卫生和计划生育委员会公共信息网站的信息发布、日常维护和运行管理工作等。如何更高效、安全地管理这些服务器或计算机,成为机房管理人员及操作维护人员必须面对的课题。

计算机设备不同于其他机器设备,不同的计算机系统对运行环境有不同的要求。一般的大、中、小型计算机都要求安装在一个专用的机房里。机房环境除必须满足计算机设备对温度、湿度和空气洁净度，供电电源的质量（电压、频率和稳定性等），接地地线，电磁场和振动等项的技术要求外，还必须满足在机房中工作的人员对照明度、空气的新鲜度和流动速度、噪声的要求。计算机属于贵重精密设备，它用于重要部门时，又属于关键和脆弱的工作中心，因此它常常是安全保卫的重点。机房对消防、安全保密也有较高的要求。国家关于计算机机房建设有一个最新的国家级标准，即 GB 50174—93《中华人民共和国国家标准电子计算机机房设计规范》。目前，该标准是计算机机房建设的主要依据。计算机机房建设是一项实际、复杂、涉及技术面比较广的综合工程。在具体施工建设中，新建、改建和扩建的计算机机房都有许多技术性的问题要解决。

第三节　新型农村合作医疗 GIS 系统

一、新型农村合作医疗 GIS 系统概述

本系统以新农合市区两级平台和新农合管理信息系统为基础，综合运用原型法、结构化生命周期法和面向对象方法进行开发设计全市新农合 GIS 共享发布平台、GIS 应用平台、GIS 共享平台以及新农合 GIS 数据库，形成集新农合信息查询、统计分析和业务监管为一体的市新农合 GIS 系统。

（一）项目背景

新型农村合作医疗（以下简称"新农合"）制度是由政府组织、引导、支持，农民自愿参加，个人、集体和政府多方筹资，以大病统筹为主的农民医疗互助共济制度。市新农合信息化建设从 2004 年开始起步，到 2007 年已实现 8 个区新农合管理信息系统及网络的全部覆盖。市新农合信息化建设包含三个部分：新农合市级平台建设、远城区新农合信息系统建设、市级转诊平台建设。目前新农合市级平台、远城区的新农合信息系统已经开发、部署完毕，全部投入正常运行。随着新农合业务的深入开展、管理的不断提高，对信息系统的要求也将不断地提高。全市新农合信息化系统的成功建设，实现了业务平台、办公平台、发布平台、监管平台的有效整合，形成了独具特色的新农合运行和管理体系，从整体上使新农合实现数字化、网络化、信息化管理，提升了工作效率，强化了管理水平，简化了报销程序，缩短了信息反馈时间。全市新农合信息化系统于 2007 年年底由网络、信息、管理、医药等领域组成的专家组对该系统的设计及应用效果进行了鉴定，一致认为该系统达到了国内领先水平。

为方便新农合管理机构和参合农民实时了解和掌握新农合的运行情况和医疗服务资源的分布等情况，促进新农合管理工作水平的提高，在全市新农合信息化系统正常运行的基础上，开发了全市新农合 GIS 系统。

（二）项目目标

以新农合市区两级平台和新农合管理信息系统为基础，设计开发集新农合信息查询、统计分析和业务监管为一体的新农合 GIS 系统，充分开发和利用新农合管理信息资源，实现业务工作高效管理和实时监管，提高系统的运行效率和管理工作水平。

新型农村合作医疗 GIS 系统总体设计。基于 Super Map GIS 的新农合地理信息系统，着眼于建立数字化地理信息与新农合应用系统一体化集成的共享平台，利用面向服务架构（Service – Oriented Architecture，SOA）技术和服务式 GIS 提供数据和功能一体化的服务，实现数据与软件的集约化。基于平台扩展地理信息应用，将地理信息融入新农合应用中。

（三）总体思路

1. 以公共地理信息、医疗卫生机构信息和新农合核心业务统计数据为基础

系统数据库从属性上可分为空间数据、医疗卫生机构信息和统计业务数据三大类。其中，公共地理信息包括地理实体数据、电子地图数据、地名地址数据、影像数据与高程数据等；医疗卫生机构信息包括医疗卫生机构的基本信息和地理位置信息；新农合核心业务统计数据包括各类业务统计产生的数据信息。

2. 以表格、统计图和专题图三种表现形式为载体展现和分析数据

围绕地图集成和整合统计数据，提供以地图为中心的操作方式，通过地图整合统计表格、统计图、专题报告等各类资料，实现统计表格、统计图、专题图三种表现形式的任意切换。

3. 按图索骥，实现统计信息的整合

在 GIS 技术的支持下，基于地理空间框架，各类统计数据拥有遵循共同的标准，不同来源、不同用途、不同专题的统计数据可以在此实现信息融合。因此，通过统计数据的空间信息可以整合各类统计数据，实现各类统计信息在地图上的全面显示，如图 6 – 30 所示。

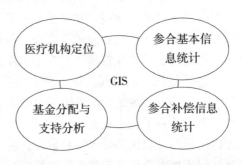

图 6 – 30　新农合 GIS 系统信息整合类型

（四）　总体框架

根据全市新农合 GIS 系统设计需求分析以及新农合 GIS 系统的总体设计思路，制定全市新农合 GIS 系统总体框架，如图 6-31 所示。

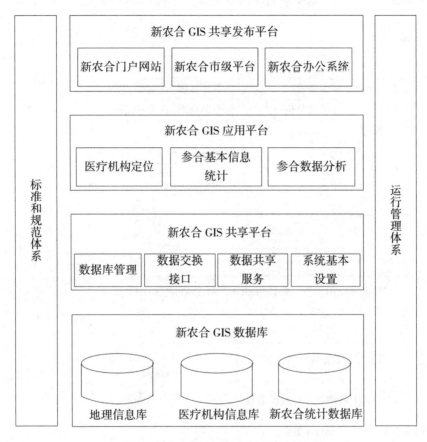

图 6-31　新农合 GIS 系统总体框架

（五）　技术架构

本项目的数据传递基于公共网络，其关键技术注重数据共享、软件重用、跨平台运行和易于集成等。简言之，就是能够共享多种来源、多级尺度、存放在不同地点的地理数据；能够通过对象管理、中间件和插件等技术手段与非 GIS 系统（如 Delphi）集成；能够通过 Java、Web Service、DCOM 等技术跨平台协作运行，支持客户机/服务器模式等；能够将 GIS 软件与 Web 服务器集成，通过浏览器，用户可以在任何地方操纵网络 GIS，享用地理空间信息服务，从而将 GIS 扩展成为公众服务系统；同时拓宽地图出版渠道，降低数据发布成本，提高地理数据共

175

享程度。此外，Web GIS 支持数据分布和计算分布。GIS 服务器为局域和远程用户提供 GIS 服务，如地理数据目录服务、地理数据存取服务、地理空间分析服务、地理模型系统服务、地理空间可视化服务等。通过互操作技术，一个 GIS 处理过程可由多个 GIS 服务器协调完成，它们共享分布的数据对象，在多个不同的平台上协同运行，最大限度地利用网络资源。新农合 GIS 系统技术架构如图 6 - 32 所示。

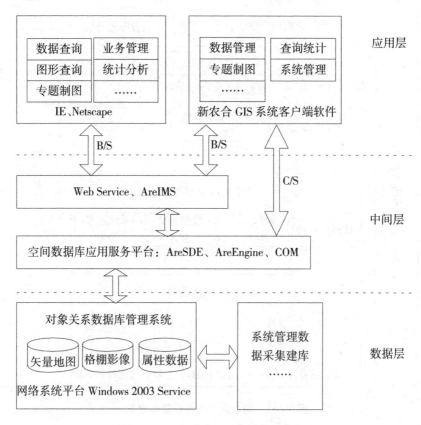

图 6 - 32　新农合 GIS 系统技术架构

主要采用 J2EE 技术、Struts 框架、Web Service 等技术实现新农合 GIS 系统建设。

（六）运行环境

1. 引用的相关标准

通常 GIS 开发工作需执行下列标准：

《图形符号表示规则总则》GB 7093.1—86

《建立术语数据库的一般原则与方法》GB/T 13725—92

《文件格式分类与代码编制方法》GB/T13959—92

《分类编码通用术语》GB 10113—88

《计算机软件需求说明编制指南》GB 9385—88

《地图学术语》GB/T 16820—1997

《地学数字地理底图数据交换格式》DZ/T 0188—1997

《基础地理信息数字产品：元数据》CH/T 1007—2001

《基础地理信息数字产品数据文件命名规则》CH/T 1005—2001

《国家基本比例尺地形图分幅和编号》GB/T 13989—92

《地球空间数据交换格式》GB/T 17798—99

《专题地图信息分类与代码》GB/T 18317—2001

ISO/DIS 19115 Geographic Information-Metadata，Draft International Standards

结合具体的 GIS 应用领域，还需执行其他专业特殊标准。

2. 软件方面的标准

软件方面的标准主要包括操作系统、数据库的查询语言、程序设计语言、显示和制图设备等方面的标准。例如，某应用型 GIS 的软件使用和开发标准：Windows XP Professional、ArcGIS 9.0 数据库系统、ArcGIS Shapefile + Microsoft Access编程语言、Visual Basic 等入库环境，以及必须在 1024×768 系统分辨率下调试通过等。

软件开发方面，用户界面和管理系统直接使用 ArcGIS Engine 结合 ArcObjects ＋VB 开发，每个程序应该具备自身查错的功能，并且每个程序都经过多人随机任意使用。

3. 地理底图及入库资料标准

根据项目的总要求，同时考虑到不同子数据库之间的对比和今后的扩充，应该使用统一比例尺。入库资料在分辨率、精度和误差及比例尺方面均与原有调查和分析资料严格保持一致。

4. 图层划分标准

根据系统功能和国家标准规范，将具有不同属性或特征的要素区别开来，从逻辑上组织为不同的信息层，具体执行时根据图形原则和对象原则进行。

5. 命名标准

总数据库命名根据项目内容进行，目录名称与库名一致。各个子数据库的位置均位于总数据库之下，目录为总数据库下的子目录，目录名称与子库名相同。各个图层在数据库中的命名采用原始数据的名称，其命名按各自专业通用标准命名。图层排列顺序决定了各个要素实体在显示过程中的上下叠加关系，从而直接影响在地图中的表达效果。由于排列在 GIS 内容表前面的图层显示在地图的上层，而排列在内容表后面的图层显示在地图的下层，因此，在排列图层时，应该遵守如下规则：

（1）按照点、线、面要素类型依次排列，点在上，线在中，面在下；

（2）相同要素按重要程度的高低依次排列，重要的在上，次要的在下；

（3）按照要素符号的粗细依次排列，细的在上，粗的在下；

（4）按照要素的色彩的浓淡依次排列，淡的在上，浓的在下。

6. 实体编码标准

在 GIS 中使用的特征码必须是统一拟定的编码系统，并符合各专业学科的分类分级体系。拟定的特征码要求能够为多用途数据库提供足够的参考信息，同时又使冗余信息最少，并能描述地理要素间的相互关系。例如，美国地质调查局（USGS）制定的《数字线划图形标准》采用 7 位数字的代码结构，其中前 3 位为主码，后 4 位为子码。主码的前 2 位数字用以唯一定义要素的类别，主码的第 3 位数字是子码的解释位：如果为 0，表示子码是要素的分类码；如果非 0，表示子码是要素的参数值或称为参数属性代码，如地形高程、河流长度等。子码的第 1 位通常为 0，其余 3 位数字标识要素的图形类型（点状、线状或面状）、分级分类（计曲线、间曲线或助曲线等）和其他特征（洼地、冰川、雪原，或河流的左岸、右岸等）。①

二、新型农村合作医疗 GIS 系统平台设计

（一）新农合 GIS 共享发布平台

1. 新农合门户网站

新农合门户网站是面向用户操作界面的整合，强调将来自多个信息源的信息以一种可定制的、个性化的界面展现给用户，主要提供统一的用户管理和登录、业务系统的界面级整合、基于角色的个性化定制服务等功能。

新农合门户网站应具有栏目管理、内容管理、发布管理、模板管理、用户管理、角色管理等功能，实现对网站设计、模板制作、内容录入、内容发布的工作流程支持，提供全文检索功能。

2. 新农合市级平台

新农合市级平台是以数据整合与管理为基础，以数据展现与分析为核心应用的管理信息系统。该平台以新农合业务数据为主体，并结合与新农合相关的社会经济信息以及卫生部门掌握的其他公共卫生信息，对多方数据进行整合后，形成市级新农合数据中心。依据前卫生部颁布的新农合信息系统管理规范，该平台可对各类数据进行分析、挖掘，为新农合的基金运行与管理提供决策支持。新农合市级平台如图 6 - 33 所示。

---

① 王婷婷，李亚斌. GIS 建设中一些采用标准问题的研究［J］. 吉林水利，2008（1）：5～8.

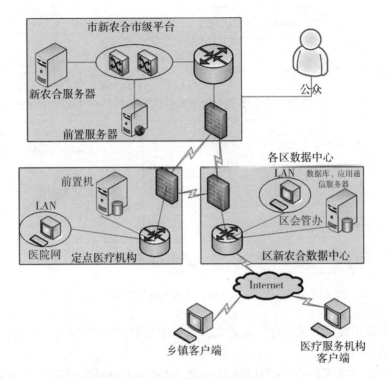

图 6-33 新农合市级平台

市级平台存储统一的参合档案信息、结算目录信息、参合患者就诊结算信息等三大目录及市级就诊核销业务数据，提供对三大目录进行增、删、改的管理功能和目录发布功能，支持各区级数据中心的数据下载，同时从各区级数据中心接受市级医院的转诊直补结算及审核数据。

全市各区独有服务器存储三大目录及结算政策信息等。区级数据中心从市级平台下载三大变动的目录信息，同时向市级平台上传市级医院的转诊直补结算及审核数据。

市级医院前置机存储三大目录和签订协议区的结算政策，能够下载市级平台三大目录变动信息，同时承担网络不畅时的现场直补结算工作，将结算数据上传至各区服务器。

3. 新农合业务办公系统

新农合业务分为以下几个分系统进行规划，如图 6-34 所示：

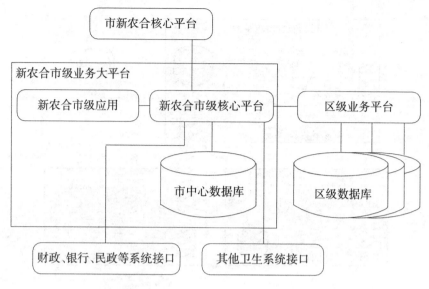

图 6 - 34　新农合业务办公系统

新农合市级业务大平台：是新农合市级业务的 IT 系统建设，支持新农合市级业务的开展。

新农合市级核心平台：用于支撑新农合市级核心业务应用的系统研发平台和系统支撑平台，它不是通用于所有行业、支持各种管理信息系统的技术平台，而是一个专用于新农合市级业务部署的数据平台、业务平台和技术平台。新农合市级核心平台提供市级业务共用的技术组件和业务组件。

新农合市级应用：基于市级核心平台提供的一系列技术组件和业务组件，开发形成的各个应用系统。

（二）新农合 GIS 应用平台

1. 医疗机构定位

全市新农合 GIS 系统能够查询和定位医疗机构准确的地理位置，并提供分析图显示到达医疗机构的最短路径，从而能够提高急救反应能力，合理利用区域内有限的医疗资源，实现准确、快速的医疗分配和使用。全市新农合 GIS 系统能将各种抽象的概念信息直观地标示在具体的地理环境中，做到信息与现实地点的有机结合，使各类与地域有关的信息得以在空间精确定位。通过 GIS 技术与现代计算机技术、通信技术和信息处理技术的有机结合，能确定相关参数，得到以图形和数据相结合的各种所需的医疗机构地理信息。①

---

① 赵金. GIS（地理信息系统）基于 EHR（电子健康档案）在公共卫生中的应用［J］. 医学信息（上旬刊），2010（11）：3939～3941.

2. 参合基本信息统计

参合基本信息统计是各级新农合管理机构为了及时掌握农合运行情况而定期收集的基本统计信息，是新农合日常信息管理的核心内容。基本信息统计报告可直接反映出新农合目标和工作计划的实现程度，并发现新农合方案在实施过程中存在的问题和可能的原因，为下一阶段调整工作计划或新农合补偿方案提供及时的信息支持。

新农合参合基本信息统计主要包括卫生统计定期报告和新农合管理定期报告。卫生统计定期报告建立在综合卫生统计年报的基础上，主要用于了解各区社会经济状况，各级卫生机构的人员、经费、各项工作开展状况等，以确定新农合对各区卫生工作和卫生机构的影响；新农合管理定期报告主要用于了解各区新农合各项工作的开展情况和总体进度、农民的参合情况、参合农民的实际受益情况以及新农合基金运行情况等信息。

应用系统能满足对市、区新农合及定点医疗机构过程管理和监督工作的需要，也能满足数据交换的需要。通过系统可对各区新农合基金数据、补偿数据、参合数据进行审核汇总，并按照前卫生部《新型农村合作医疗统计报告制度》的要求自动生成报表，将数据上报至国家卫计委，进而满足政府相关部门决策和管理的需要。

（1）基本信息统计数据采集。

统计报告的数据源来自各区新农合或市中心数据库。对于数据来源于各区的情况，统计报告系统所需数据会通过网络定时上传到市中心数据库，若超期未报，则通过短信、邮件等多种方式自动催报。

（2）参合信息统计的主要内容，见表6-7。

表6-7　参合信息统计的主要内容

序号	报告名称	内容
1	基层基本报告	参合人员及缴费情况登记表、门诊补偿登记表、住院补偿登记表
2	基层备选报告	定点医疗机构基本情况登记表
3	市基本报告	市社会经济情况、全市参合情况年汇总表、全市资金筹集年汇总表、市基金分配与支出情况汇总表、全市门诊补偿/体检支出月汇总表、全市住院补偿月汇总表、市级管理机构情况汇总表

（续上表）

序号	报告名称	内容
4	市备选报告	乡镇社会经济情况、乡镇参合情况年汇总表、乡镇资金筹集年汇总表、乡镇门诊补偿/体检支出月汇总表、乡镇住院补偿月汇总表、市卫生状况及卫生投入情况、定点医疗机构基本情况年汇总表、市参合人口分类汇总表、市按性别/年龄/费用段汇总表、住院补偿人次疾病分类构成、住院分娩补偿情况月汇总表、门诊/住院患者流向汇总表
5	市年度报告	市社会经济情况全市汇总表、全市参合情况年报表、全市基金筹集情况汇总表、全市基金分配与支出情况汇总表、全市住院补偿年报表、全市门诊补偿/体检支出年报表、市级管理机构情况年报表
6	市季度报告	全市补偿情况季度报表

3. 参合数据分析

（1）参合及受益情况分析。

对覆盖的新农合参合情况、参合人员住院和门诊等补偿情况和补偿水平等进行分析，按年度、不同级别医疗机构、不同医疗单位、不同行政区划等提供多种形式的分析对比。

（2）医疗服务利用和医药费用控制情况分析。

对参合人员的医疗服务利用和医药费用控制情况进行统计分析，按住院率，次均住院费用，不同季度、不同年度、不同级别医疗机构，不同医疗单位等提供多种形式的分析对比。

（3）基金筹集与到位情况分析。

对本年度应筹集资金、筹资来源构成、筹资水平和资金到位情况等进行分析。自动按选定的监测指标，按不同月、季或年度进行分析对比，测算新农合基金的筹集与到位情况等。

（4）基金分配与使用情况分析。

对基金的分配与实际支出、基金的使用效率等情况进行比较和分析，提供多种形式的分析对比，如预算、收入、支出、结存的分析对比，按不同年度、不同月份进行分析对比，基金结存与银行存款的分析对比等。

（5）参合人员疾病经济负担情况分析。

对参合人员就医的自付费用以及疾病经济负担进行统计分析，提供多种形式的分析对比，如住院自付费用占农民人均纯收入的比重进行分析对比，按不同年度进行分析对比，按不同参合人员家庭类型进行分析对比等。

（6）经办机构人员及收支情况分析。

对新农合经办机构人员情况和收支情况进行统计分析。主要包括：经办机构实际人员数、经办机构编制人员数、经办机构经费收入总额、经办机构经费支出总额、经办机构人员人均支出、经办机构人员人均服务人数、经办机构支出占统筹基金比等指标。

（7）区域新农合指标比较分析。

比较指标是经办机构支出占统筹基金比，是指区域经办机构经费支出总额占年度区域新农合统筹基金比，计算方法如下：

经办机构支出占统筹基金比 = 经办机构经费支出总额/年度区域统筹基金总额 × 100%

（三）新农合 GIS 共享平台

1. 数据库要求

（1）核心数据库信息需求。

新农合市级平台和中心数据库（以下简称"市级平台和数据库"）是新农合信息系统的核心部分，是服务于新农合决策和联系本辖区各级新农合信息网络的中心平台。要求建立完备的卫生资源数据、公共卫生信息数据、基础经济数据和人口数据的稳定来源，具有统一规范的数据字典，建立相应数据库与来源之间的交换接口定义和传输机制。

（2）数据模型要求。

在核心数据层需要建立如下数据标准模型，以规范全市新农合业务数据：

①参保农民健康记录数据模型：新农合业务全面开展后，应该将分散的农民参保、就诊、补偿、赔付等一系列业务数据进行统一的规整，按照一个标准的方式建立参保农民健康记录，这样才能为参保农民提供更为全面的服务，也为未来区域医疗的开展打下一个良好的基础。

②基金监管数据模型：新农合市级业务的一个核心功能是基金的管理和补偿的监管，因此需要在市级中心建立一个基金监管的管控模型，实时/准实时监控基金使用、赔付业务。

③术语规范标准数据模型：建立全市统一的管理术语、业务术语，有利于进行综合分析、统计。

④决策支持数据模型：建立多维数据模型，对新农合业务的开展进行多角度、多层面地分析，辅助决策。

2. 数据交换平台

作为数据交换的核心节点，在市级平台建立企业服务总线组件，在企业服务总线组件中提供数据智能路由、数据格式转换、服务选择、服务绑定等功能。企业服务总线为符合总线，提供两类接口：

（1）通过企业服务总线，市级平台和各区分中心平台之间存在批量的数据交换，通过数据库级的、批量的、时间点控制的数据批量交换接口实现，即企业服务总线的信息集成接入层。

（2）通过企业服务总线，市级平台和各区分中心平台，以及与未来扩展的医院之间还存在事件驱动的数据交换，建议通过 XML 标准的、接口级的、事件控制的数据事件交换接口实现，即企业服务总线的消息接入层。

数据交换平台架构如图 6-35 所示：

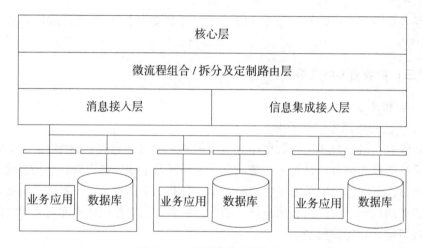

图 6-35　数据交换平台架构

3. 批量数据交换设计

（1）集中式数据库。

根据前卫生部"统一数据库平台"的建设原则和新农合信息系统建设指导意见，全市新农合信息数据库主要采取集中式数据库系统构建方式，即将全市数据集中在市新农合数据中心，由统一技术标准的数据库进行集中管理和维护，从而形成核心数据库系统。

（2）分布式数据库。

结合全市当前的实际情况，大部分业务数据需在各区进行分级管理和控制，并适时与市新农合数据中心保持一致。分布式数据库作为新农合数据中心的一组数据库子集，逻辑上属于同一系统，而物理上分散在用计算机网络连接的多个地理位置，并统一由一个分布式数据库系统管理。分布式数据库是市级核心数据库向下级机构的延伸，在逻辑上仍由核心数据库统一管理和控制，是全市构建集中式数据库系统、为核心资源数据库展开基层应用的具体实现形式。

（3）自用数据交换。

实现全市各区新农合结算系统与市级平台的数据交换。

（4）纵向数据交换。

全市新农合信息管理系统作为全市电子政务应用系统之一，需要从新农合市级平台获得电子政务需要的业务数据。

（5）市级数据平台数据交换。

为新农合市级平台提供业务交换数据：向市级数据库上报的反映新农合基金筹集和使用、参合人员费用补偿情况的统计汇总数据以及反映社会经济基本情况和新农合运行与管理的各项数据。

4. 事件驱动数据交换设计

在市级平台、区分中心平台，以及医院应用之间需要建立事件驱动的数据交互业务。因此，我们在市级平台、区平台，以及二级或三级医院应用之间构建基于消息机制的事件数据交换接口，实现双向的跨系统数据交换，如图 6 – 36 所示。

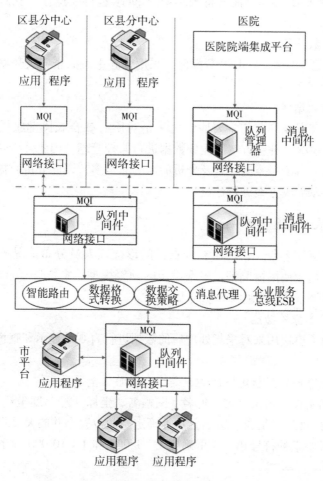

图 6 – 36　事件驱动数据交换平台

市级平台的 ESB 总线与部署在各区分中心的消息中间件接口之间以消息队列作为交互接口，需要交换的 XML 数据对象被封装成 Message 的格式，并通过消息队列通道进行双向交换。

5. 数据分区建设

市级平台需要对数据系统进行划分：

（1）交换数据区。

交换数据区用来处理交换类的业务数据，包括与下属区间的交换数据；与省级平台间的交换数据；与各转诊医院间的交换数据；与市级其他医疗管理机构间的数据交换。

前卫生部对新农合的数据交换格式已经定义为 XML，因此在交换数据区的建设过程中，对 XML 数据的处理是一个关键的技术要求。我们要求市级核心数据库引擎应具备对 XML 的灵活处理能力，能够灵活存储 XML 数据模型，能够通过 Xquery 进行 XML 操作，能够将 SQL 和 Xquery 进行互操作，从而实现更为灵活的数据操作。

（2）生产数据区。

生产数据区是传统的 OLTP 数据库，采用业界主流的企业级数据库管理系统进行建设。

（3）分析数据区。

由于新农合市级平台的主要职责之一是对所有参合农民健康档案、补偿情况、基金使用情况、补偿方案等业务数据进行监控管理，因此分析功能是市级平台的主要功能。由于对查询检索及分析的需求非常多，因此分析数据区的建设应该采用数据仓库解决方案进行建设。

（四）新农合 GIS 服务平台

通过 GIS 服务平台，一是对参合农民门诊统筹人员分布情况进行可视化展示；二是针对基金使用情况等，根据设定的预警模型，系统进行自动预警运算，对符合设定预警条件的进行 GIS 分布展示。

1. 地图基本操作功能

显示查询子模块用来对采集处理后的数据进行直观地显示和查询，部分具体功能如下：

（1）地图缩放，进行地图放大、缩小、漫游、全幅显示。

（2）空间定位，可由路名、地名、图幅名、坐标（经纬度坐标、投影坐标、地方坐标）、行政区（街道、居委会）等确定空间位置，并放大显示。[1]

（3）图形要素的符号化，为了确保 1∶1 000 和 1∶10 000 地形图能按国家

---

① 杜娟，关泽群. GIS 在流行病学研究中的应用 ［J］. 现代预防医学，2007（19）：3691～3693.

标准地图图式可视化，平台将提供 1∶1 000 和 1∶10 000 地形图标准的符号库、线型库、填充符号库。另外，可以根据各种专业和专题制图的需要订制用户自定义风格的各种符号、线型及填充样式。

（4）查询，包括图查属性、属性查图、图属混合查询等常见功能。

2. 地图发布功能

地图制作完后，可以将地图保存下来，然后进行地图登记和发布。地图可以以两种形式进行发布，一种是将地图输出成 JPG、BMP 或 PNG 等图片文件格式的方式进行发布，另一种是将地图保存成矢量地图的格式，直接以矢量地图的方式进行发布。[①] 对地图进行输出后，将地图输出到信息综合服务平台，进行地图发布登记。

3. 参合数据可视化

假定要使用一组点来表示某区域的数据，通常无法直接获得点数据，而只能获得整个区域的数据，这些数据包括了参合农民产生的业务数据结构。由于各个空间区域的大小各异，使得在表现参合的空间分布时结果不够直观，而解决的办法就是采用比较统计地图（Cartogram）。在比较统计地图上，各个单元的大小与参合人口数目成比例，然后将其绘制在该图上，这样可以利用 GIS，清楚地将数据的空间分布可视化。[②]

4. GIS 空间分析功能

由于各区域人口的分布是不均匀的，为了分析参合数据比例的空间分布，通常采用一种被称为密度估算（density estimation）的方法。该方法是采用一个移动窗口（moving window）覆盖于栅格化的位置点上，计算每个窗口内的密度。采用该方法的关键是确定窗口的大小。此外，计算参合人口密度与非参合人口密度的关系，并探讨每一特定聚集区域的具体特征，都可以应用于参合数据的空间分析。GIS 空间分析的功能是在地址匹配、制图输出、信息标绘等模块的基础上，提供更高级的空间分析模块，因此也是面向高级用户使用的模块。[③] 该模块具备以下功能：

（1）空间聚集密度分析。该功能分析离散的突发事件点或分布在空间上的聚集性。

（2）地图保存和发布。在以上分析过程中产生的中间结果、最终结果、效果图，都可以保存成地图，并登记到综合信息服务系统进行发布。

---

① 宋伟，顾志良，景凡伟等．地理信息系统（GIS）在医疗和公共卫生领域的应用 [J]．解放军医院管理杂志，2010（10）：981～982.

② 白廷军，水黎明，孙灵英等．GIS 在突发公共卫生事件应急处理中的应用 [J]．海峡预防医学杂志，2007（2）：75～76.

③ 武继磊，王劲峰，郑晓瑛等．空间数据分析技术在公共卫生领域的应用 [J]．地理科学进展，2003（3）：119～128.

5. 医疗设施规划

随着"规划需从当地的实际情况出发"观点受到更多认可，以医疗中心为主的观点也受到了更多的采纳。通过 GIS 系统的地形分析、流域分析、土地利用研究、经济地理研究等，对区域内的环境情况进行合理规划和安排，包括医疗机构位置以及医疗设备储备地点等资源，充分利用现有的医疗条件。

6. 拓展业务范围

GIS 有助于分析理解医疗诊断，并拓展医疗设施到达范围。对于一些突发性疾病，迅速送往医院对患者的抢救至关重要，这需要医院具有良好的可达性。GIS 服务平台通过相关数据的分析能很快作出应急指挥措施，使医疗服务业务能及时到达偏远地区等。[①]

7. 空间决策支持

新农合 GIS 系统能够分析显示在特殊的局部区域存在的健康问题。不同大小比例尺的地图会从不同层次反映现有新农合业务数据，如大小区域间住院率的变化等，可使有关部门集中力量用于最需要他们的区域，快速作出明智决策。[②]

（五）新农合 GIS 系统硬件配置

1. 服务器配置

CPU：Intel（R）Xeon（R）2.53GHz

内存：4G

硬盘：500G

操作系统：Windows 2003 企业版

数据库：SQL Server 2000 企业版

2. GIS 应用配置

新农合 GIS 平台包括：GIS iServer 服务器和 GIS iClient 客户端两个部分。服务器用于提供高性能的 GIS 服务或领域空间信息服务。GIS iClient 用于在 Web 应用层提供新农合 GIS 服务。GIS 平台基于 Java 语言开发，并采用 SSH 框架。

三、系统功能设计

新农合 GIS 系统致力于将 GIS 强大的空间数据处理能力应用于新农合信息的查询系统中，在线动态展示各个地区医疗机构的分布情况，以及参合人数和参合报销补偿报告的地区分布情况，充分满足各级医疗机构在新农合信息分析功能和性能上的多种需求，实现复杂的、灵活的 GIS 展示，更加直观地对各地区的数据进行查询和调控，开展新农合统计数据的各种分析研究。新农合 GIS 系统功能结构如图 6 - 37 所示。

---

① 张帅毅，徐京华. 基于 GIS 的区域医疗卫生状况分析与评价 [J]. 测绘通报，2011（3）：75~77.

② IANG X. Q. ，DAI J. ，SONG J. . Architecture Design of Web GIS based on MVC Pattern [J]. *Journal of Chongqing University of Posts and Telecommunications*（*Natural Science Edition*），2010，22（3）：365－370.

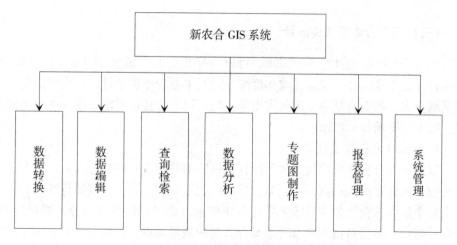

图 6 - 37 新农合 GIS 系统功能结构

（一）设计原则

（1）一致性：界面应和用户的思维方式一致，与系统功能一致。

（2）灵活性：界面必须灵活，提供多种方式供用户选择。

（3）可读性：界面应清晰简洁，易于阅读理解。

（4）图形与文字统一：合理安排界面的图形和文字。

（5）反馈性：向用户提供操作帮助，向设计者反馈系统缺陷，以便改进设计。

（6）封装性：尽量掩藏系统复杂的内部细节。

（7）可扩展性：考虑到系统功能的扩展。①

（二）新农合定点医疗机构查询

通过关键字查询或行政区划查询，新农合 GIS 系统在地图上，将全市各个区的定点医疗机构清晰地显示出来。点击相关的医疗机构，可以查询到相关医院的地址、电话等，以及医院的床位信息、医卫人员信息、实验检验能力、医疗器械等相关信息。同时，该功能也可以通过网站发布到互联网上，为广大农民就医提供指导，方便农民选择既适合自己治病，又能实现实时报销的医院。

医疗机构分类 GIS 查询：可以根据新农合医疗机构的等级属性，如省级、市级、县级、乡镇进行分类查询医疗机构在 GIS 的分布情况；可以根据新农合定点救治医疗机构属性，在 GIS 上展示新农合重大疾病救治的定点医院分布。如选择白血病定点救治医疗机构，地图上就会显示出由卫生管理部门指定的白血病定点救治医疗的分布。

---

① 况颐，李国梁. 校园 GIS 建设与实践 [J]. 信阳师范学院学报（自然科学版），2004（3）：341～344.

（三）新农合数据查询统计

新农合 GIS 系统针对不同需求，可以选择相应的专题统计图显示统计结果，如项目补偿季度统计、参合住院年度统计、基本参合年度统计、社会经济与参合情况调查表、新农合基金分配与支出等，均可以选择使用饼图、条形图等不同形式，按不同要求显示出来。

1. 新农合参合情况统计

根据新农合参合农户信息进行统计，提取部分指数如参合总人数、参合五保户人数、参合贫困人口数，并根据数据间的关系，产生饼图。按照行政区划，将全市各个区的参合数据在 GIS 上进行分布展示。通过饼图可将参合人群结构中，参合五保户、参合贫困人口及普通参合人员的数量等以比例的方式显示出来。同时，可以看到各个区的参合情况的详细指标情况。

2. 参合门诊年度统计

根据新农合定点医疗机构的分类〔区以上医疗机构、区级医疗机构、乡（镇）卫生机构〕对门诊补偿人次数、总费用、补偿金额等按照年份进行统计，生成柱状图。同时，可以看到各个区参合门诊年度统计的各类指标数。

3. 参合住院年度统计

根据新农合定点医疗机构的分类〔区以上医疗机构、区级医疗机构、乡（镇）卫生机构〕对住院补偿人次数、总费用、补偿金额等按照年份进行统计，生成饼图，在 GIS 的各个行政区划区域分布展示出来。同时，可以查看详细的统计指标项。

4. 补偿情况统计

根据新农合信息数据对住院补偿、门诊补偿、其他补偿等数据进行统计，生成饼状图，展示出各类补偿项目的对比情况。

（四）新农合监测分析

监测分析系统对新农合信息系统中的重要数据与指标进行自动监测和分析，包括对参合情况、基金筹集与到位情况、基金分配与使用情况、参合人口受益情况、医疗服务利用情况、医药费用控制情况、参合人口疾病经济负担等功能。基于 GIS 的监测分析系统为各级卫生行政部门和新农合经办机构以准确、直观、快捷的方式提供监测分析结果。

1. 社会经济与参合情况分析

选定基本人口、社会经济情况及参合农户等监测指标，按不同行政区划进行分析对比。例如，通过参合人数与基本行政人数可以计算出每个区的参合率，在 GIS 平台上通过点密度的方式，展示出每个区域的参合率值对比。参合率越高，点的密度就越大，通过图示，我们可以快速地了解全市各个区的农民参合率情况，并进行对比。

2. 参合人口受益情况的监测分析

按行政区划以及年份提取新农合门诊及住院的总费用、报销费用、核销费用等数据元素，通过计算报销比例等，生成如受益率、补偿水平等分析对比指标。

3. 基金分配与支出数据分析

选定年份，对基金预算分配额、实际支出等数据元素进行对比，选择 GIS 统计图中的范围分段图，展示各个区划的基金分配及支出情况。并通过黄、橙、红的渐变颜色进行对比展示。其中，红色表示支出金额超预算预警，即一旦某个区域的基金实际支出大于预算分配额，该区域就会显示红色。橙色表示支出金额接近预算预警，即一旦某个区域的基金实际支出接近预算分配额，该区域就会显示橙色。黄色表示支出金额在预算范围内，即某个区域的基金支出在预算分配额范围内，该区域显示黄色。

（五）GIS 系统维护

GIS 系统维护主要是对 GIS 发布平台的用户进行管理，包括用户的基本信息、权限、GIS 数据的共享接口等。

1. 界面

SuperMap iServer 是服务式 GIS 开发平台，采用面向服务的架构进行设计和实现（参考体系结构介绍），不仅为用户提供服务，还提供了整套的软件开发工具包（Software Development Kit，SDK），为体系架构中的每一个模块都提供了扩展的能力，方便用户二次开发和扩展开发，以及与自身业务系统的集成等。SuperMap iServer Manager 界面设计如图 6 – 38 所示。

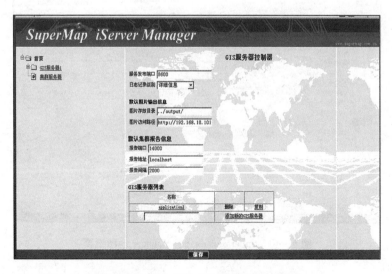

图 6 – 38　SuperMap iServer Manager 界面

2. 默认地图设置

SuperMap iServer Manager 默认地图设置界面如图 6 – 39 所示。

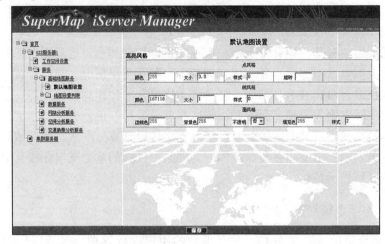

图 6 – 39 SuperMap iServer Manager 默认地图设置

3. 地图设置

SuperMap iServer Manager 地图设置（MapSetting）界面如图 6 – 40 所示，包括点风格、线风格与面风格设置。

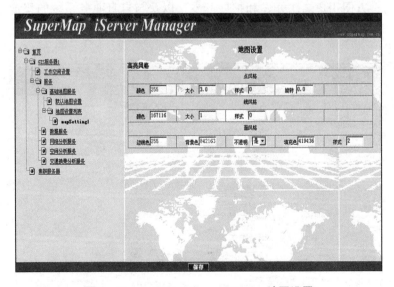

图 6 – 40 SuperMap iServer Manager 地图设置

4. 工作空间设置

SuperMap iServer Manager 工作空间设置如图 6-41 所示。

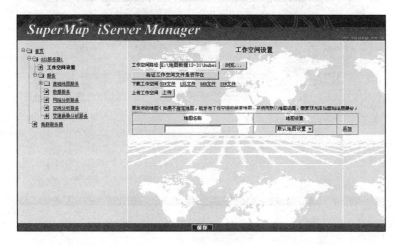

图 6-41　SuperMap iServer Manager 工作空间设置

5. 日志记录级别

SuperMap iServer Manager 日志记录级别如图 6-42 所示。

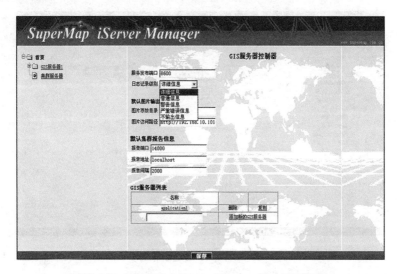

图 6-42　SuperMap iServer Manager 日志记录级别

6. 服务

GIS 服务类型包括基础地图服务、数据服务、网络分析服务、空间分析服务和交通换乘分析服务，具体要求如图 6-43 所示。

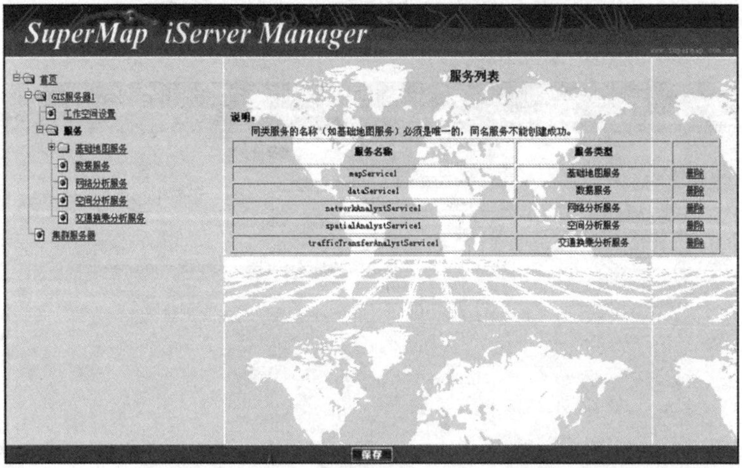

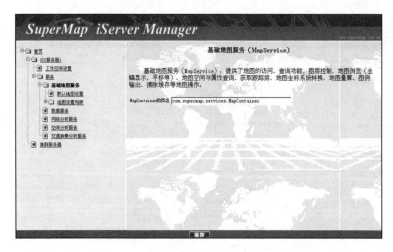

图 6-43　SuperMap iServer Manager 服务列表

其中，基础地图服务（MapService）提供了地图的访问、查询功能、图层控制、地图浏览（全幅显示，平移等）、地图空间与属性查询，获取跟踪层、地图坐标系统转换、地图量算、图例输出、清除缓存等地图操作，如图 6-44 所示。

图 6-44　基础地图服务

7. 集群服务器

简单地说，集群服务器就是多台相互独立的服务器在单一系统的指导下完成相同的服务，具体要求如图 6-45 所示。

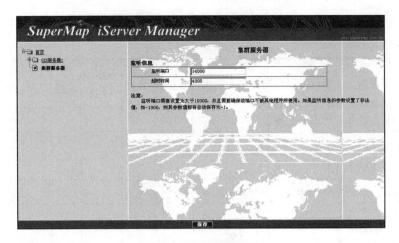

图6-45　集群服务器

四、数据库设计

（一）基础空间地理信息数据库表结构

1. 境界

序号	字段名	字段标识符	类型与长度	单位	可否空	表结构说明	主键	外键	索引序号
	要素类别名：境界_面								
	要素类名称：BOUNT_POLY								
1	行政区划代码	PAC	NUMBER（6）		N				
	要素类别名：境界_线								
	要素类名称：BOUNT_LINE								
2	国标代码	GB	NUMBER（6）		N				

2. 居民地

序号	字段名	字段标识符	类型与长度	单位	可否空	表结构说明	主键	外键	索引序号
	要素类别名：居民地_面								
	要素类名称：RESNT_POLY								
1	国标代码	GB	NUMBER（6）		N				
	标准名称	NAME	VARCHAR2（60）						
	要素类别名：居民地_线								
	要素类名称：RESNT_5W_LINE								
	国标代码	GB	NUMBER（6）		N				
	要素类别名：居民_点								
	要素类名称：RESPT_POINT								
2	国标代码	GB	NUMBER（6）		N				
3	标准名称	NAME	VARCHAR2（60）						
4	图上名称	MNAME	VARCHAR2（60）						
5	汉语拼音	PRONU	VARCHAR2（60）						

3. 铁路

序号	字段名	字段标识符	类型与长度	单位	可否空	表结构说明	主键	外键	索引序号
	要素类别名：铁路								
	要素类名称：RAILK_ LINE								
1	国标代码	GB	NUMBER（6）		N				
2	名称	NAME	VARCHAR2（60）						
3	路线编号	RN	VARCHAR2（7）						
	要素类别名：铁路附属设施								
	要素类名称：RAILK_ POINT								
4	国标代码	GB	NUMBER（6）		N				
5	名称	NAME	VARCHAR2（20）						
6	路线编号	RN	VARCHAR2（7）						
7	符号角度	ANGLE	NUMBER（9）						

4. 公路

序号	字段名	字段标识符	类型与长度	单位	可否空	表结构说明	主键	外键	索引序号
	要素类别名：公路								
	要素类名称：ROALK_ LINE								
1	国标代码	GB	NUMBER（6）		N	要求按照 GB 建立子类			

（续上表）

序号	字段名	字段标识符	类型与长度	单位	可否空	表结构说明	主键	外键	索引序号
2	名称	NAME	VARCHAR2（60）						
3	路线编号	RN	VARCHAR2（7）						
4	公路技术等级	RTEG	VARCHAR2（4）						
5	铺设材料	MATERIAL	VARCHAR2（6）						
6	车道数	ROADWAY	NUMBER（2）						
7	单/双行线	ORIEN	VARCHAR2（2）						
8	路宽	WIDTH	NUMBER（2）	米					
	要素类别名：公路附属设施								
	要素类名称：ROALK_ POINT								
9	国标代码	GB	NUMBER（6）		N				
10	名称	NAME	VARCHAR2（60）						

5. 水系

序号	字段名	字段标识符	类型与长度	单位	可否空	表结构说明	主键	外键	索引序号
	要素类别名：面状水系								
	要素类名称：HYDNT_ POLY								
1	国标代码	GB	NUMBER（6）		N				
2	水系名称代码	HYDC	VARCHAR2（8）						

（续上表）

序号	字段名	字段标识符	类型与长度	单位	可否空	表结构说明	主键	外键	索引序号
3	名称	NAME	VARCHAR2（60）						
4	水质	WQL	VARCHAR2（4）						
	要素类别名：面状水系附属设施								
	要素类名称：HYDNT_ LINE								
5	国标代码	GB	NUMBER（6）		N				
6	水系名称代码	HYDC	VARCHAR2（8）						
7	名称	NAME	VARCHAR2（60）						
	要素类别名：线状水系								
	要素类名称：HYDLK_ LINE								
8	国标代码	GB	NUMBER（6）		N				
9	名称	NAME	VARCHAR2（60）						
	要素类别名：线状水系附属设施								
	要素类名称：HYDLK_ POINT								
10	国标代码	GB	NUMBER（6）		N				
11	名称	NAME	VARCHAR2（60）						

6. 地貌

序号	字段名	字段标识符	类型与长度	单位	可否空	表结构说明	主键	外键	索引序号
	要素类别名：地貌								
	要素类名称：TERLK_ LINE								
1	国标代码	GB	NUMBER（6）		N				
2	高程	ELEV	NUMBER（8）						
	要素类别名：地貌控制点								
	要素类名称：TERLK_ POINT								
3	国标代码	GB	NUMBER（6）		N				
4	高程	ELEV	NUMBER（8，2）						
5	名称	NAME	VARCHAR2（60）						
6	测量控制点等级	TEGR	NUMBER（6）						

7. 其他要素

序号	字段名	字段标识符	类型与长度	单位	可否空	表结构说明	主键	外键	索引序号
	要素类别名：线状其他要素								
	要素类名称：OTHLK _ LINE								
1	国标代码	GB	NUMBER（6）		N				
	要素类别名：点状其他要素								
	要素类名称：OTHLK_ POINT								

（续上表）

序号	字段名	字段标识符	类型与长度	单位	可否空	表结构说明	主键	外键	索引序号
2	国标代码	GB	NUMBER（6）		N				
3	名称	NAME	VARCHAR2（60）						

（二）业务信息数据库表结构

医疗卫生机构数据表结构：

序号	字段名	字段标识符	类型与长度	单位	可否空	表结构说明	主键	外键	索引序号
1	组织代码	CODE	VARCHAR2（20）		N				
2	名称	NAME	VARCHAR2（60）						
3	类别	TYPE	VARCHAR2（7）						
4	所属区域（行政区划）	DISTRICT	VARCHAR2（12）						

（三）系统运维数据库表结构

1. 图集管理表

序号	字段名	字段标识符	类型与长度	单位	可否空	表结构说明	主键	外键	索引序号
1	代码	ID	NUMBER（20）		N				
2	图集编码	COLLECTID	NUMBER（20）						

（续上表）

序号	字段名	字段标识符	类型与长度	单位	可否空	表结构说明	主键	外键	索引序号
3	图集名	COLLECT NAME	VARCHAR2 (20)						
4	版本号	VERSION NUMBER	VARCHAR2 (12)						
5	备用字	RREMARK INT	NUMBER (10)						
6	备用字符	RREMARK CHAR	VARCHAR2 (30)						

2. 图库管理表

序号	字段名	字段标识符	类型与长度	单位	可否空	表结构说明	主键	外键	索引序号
1	行标识	ID	NUMBER (20)		N				
2	关联图集 ID	COLLECTID	NUMBER (20)						
3	图库编码	LIBID	NUMBER (20)						
4	图库名	LIBNAME	VARCHAR2 (30)						
5	显示次序	DISORDER	NUMBER (5)						
6	地图投影编码	PROJECTID	NUMBER (10)						
7	创建时间	CREATETIME	DATE						
8	显示上限	UPPERLIMIT	NUMBER (30)						
9	显示下限	LOWERLIMIT	NUMBER (30)						

（续上表）

序号	字段名	字段标识符	类型与长度	单位	可否空	表结构说明	主键	外键	索引序号
10	版本号	VERSION NUMBER	NUMBER（5）						
11	备用字	RREMARK INT	NUMBER（30）						
12	备用字符	RREMARK CHAR	VARCHAR2（30）						

3. 图幅管理表

序号	字段名	字段标识符	类型与长度	单位	可否空	表结构说明	主键	外键	索引序号
1	行标识	ID	NUMBER（20）		N				
2	图库编码	LIBID	NUMBER（20）						
3	图幅名称	MAPNAME	NUMBER（20）						
4	图幅编码	MAPID	VARCHAR2（30）						
5	X 坐标最小值	XMIN	NUMBER（5）						
6	Y 坐标最小值	YMIN	NUMBER（10）						
7	X 坐标最大值	XMAX	DATE						
8	Y 坐标最大值	YMAX	NUMBER（30）						
9	版本号	VERSION NUMBER	NUMBER（5）						
10	备用字	RREMARK INT	NUMBER（5）						
11	备用字符	RREMARK CHAR	VARCHAR2（30）						

4. 图幅实体信息管理表

序号	字段名	字段标识符	类型与长度	单位	可否空	表结构说明	主键	外键	索引序号
1	行标识	ID	NUMBER（20）		N				
2	图库编码	LIBID	NUMBER（20）						
3	图幅编码	MAPID	NUMBER（20）						
4	层名	LAYERNAME	VARCHAR2（18）						
5	层号	LAYERID	NUMBER（5）						
6	X 最小值	XMIN	NUMBER（15）						
7	Y 最小值	YMIN	NUMBER（15）						
8	X 最大值	XMAX	NUMBER（15）						
9	Y 最大值	YMAX	NUMBER（15）						
10	点要素数目	POINTNUM	NUMBER（5）						
11	线要素数目	LINENUM	NUMBER（5）						
12	面要素数目	POLYNUM	NUMBER（5）						
13	注记要素数目	ANNONUM	NUMBER（5）						
14	结点要素数目	NODENUM	NUMBER（5）						
15	点复合实体类数目	POINTCOMPLEXNUM	NUMBER（5）						
16	线复合实体类数目	LINECOMPLEXNUM	NUMBER（5）						
17	面复合实体类数目	POLYCOMPLEXNUM	NUMBER（5）						

（续上表）

序号	字段名	字段标识符	类型与长度	单位	可否空	表结构说明	主键	外键	索引序号
18	拓扑类型	TOPOLOGY MODE	VARCHAR2（5）						
19	更新时间	CREATETIME	DATE						
20	数据休	DATABODY	BLOB						
21	版本号	VERSION NUMBER	NUMBER（5）						
22	备用字	RREMARK INT	NUMBER（5）						
23	备用字符	RREMARK CHAR	VARCHAR2（30）						

5. 图库、图层信息管理表

序号	字段名	字段标识符	类型与长度	单位	可否空	表结构说明	主键	外键	索引序号
1	行标识	ID	NUMBER（20）		N				
2	图库编码	LIBID	VARCHAR2（10）						
3	图层名称	LAYERNAME	VARCHAR2（20）						
4	图层编码	LAYERID	VARCHAR2（30）						
5	是否显示	ISDIS	VARCHAR2（1）						
6	显示比例	DISSCALE	NUMBER（10）						
7	显示次序	DISORDER	NUMBER（5）						

（续上表）

序号	字段名	字段标识符	类型与长度	单位	可否空	表结构说明	主键	外键	索引序号
8	版本号	VERSION NUMBER	NUMBER（5）						
9	备用字	RREMARK INT	NUMBER（5）						
10	备用字符	RREMARK CHAR	VARCHAR2（30）						

五、安全设计

在信息系统的建设过程中，计算机系统安全建设是一个必不可少的环节。信息系统根据其在国家安全、经济建设、社会生活中的重要程度，遭到破坏后对国家安全、社会秩序、公共利益以及公民、法人和其他组织的合法权益的危害程度等，由低到高划分为五级。

全市新农合 GIS 系统不仅涉及多地区、多部门、多业务、多应用，而且其安全性涉及每个互联机构的信息通达率和准确性，确保医疗机构在任何时候都能获得准确、详细的空间和地理信息。系统保存有参合基本信息的关键数据和医疗机构的敏感信息，影响卫生机构的管理决策和形象，存在社会政治经济风险，因此其安全设计要达到三级以上安全保护能力。

（一）系统安全设计原则

1. 一体化设计原则

新农合 GIS 系统是涉及多个部门、多种应用的大系统，必须从整体上全面把握系统的安全要求和风险，综合考虑信息网络的各种实体和各个环节，综合使用各层次的各种安全手段，面向全局建立安全体系，统一规划和设计系统的安全机制和安全措施，为信息网络和业务系统提供全方位的安全服务。

2. 可行性与安全性原则

可行性是安全体系设计的根本，我们要保证整个安全体系设计在可行的基础上，按照可靠性、安全性的设计原则，提供适合系统需要的安全体系设计方案。

3. 扩展性原则

必须保证安全系统的开发性以确保不同厂家的不同产品能够集成到安全系统中来，使整个系统的安全不依赖于某个厂家的产品，保证系统安全产品选择具有更大的灵活度。随着系统的使用，安全需求会不断变化，安全技术也在不断提高，安全体系设计必须具有扩展性，确保根据变化的需要，实现系统安全功能的不断扩展和系统安全性的不断提高，而在机构上不作大的改动。

4. 标准化原则

国家对信息安全管理及密码管理都有明确的规定，在安全体系设计中严格遵守国家的法律法规、规章制度。

5. 完备性原则

新农合 GIS 系统安全子系统涉及多种安全技术和产品，必须成为系统安全体系的一个组成部分，而不能支离破碎，各行其是。与此同时，技术是安全体系的实现手段，如何正确、合理、有效地使用安全技术和产品，需要通过安全管理来保证，系统安全体系必须双管齐下，使技术与管理紧密结合。在安全管理的基础上，采用各种技术手段，构建系统的安全体系。

（二）GIS 系统安全设计

根据市新农合 GIS 系统安全等级至少达到信息安全第三级的基本要求，新农合 GIS 系统安全设计主要技术要求如下：

1. 物理安全

物理安全包括物理位置的选择（G3）、物理访问控制（G3）、防盗窃和防破坏（G3）、防雷击（G3）、防火（G3）、防水和防潮（G3）、防静电（G3）、温湿度控制（G3）、电力供应（A3）、电磁防护（S3）等。

2. 网络安全

网络安全包括结构安全（G3）、访问控制（G3）、安全审计（G3）、边界完整性检查（S3）、入侵防范（G3）、恶意代码防范（G3）、网络设备防护（G3）等。

3. 主机安全

主机安全主要包括身份鉴别（S3）、访问控制（S3）、安全审计（G3）、剩余信息保护（S3）、入侵防范（G3）、恶意代码防范（G3）、资源控制（A3）等。

4. 应用安全

应用安全主要包括身份鉴别（S3）、访问控制（S3）、安全审计（G3）、剩余信息保护（S3）、通信完整性（S3）、通信保密性（S3）、抗抵赖（G3）、软件容错（A3）、资源控制（A3）。

5. 数据安全及备份恢复

数据安全及备份恢复主要包括数据完整性（S3）、数据保密性（S3）、备份和恢复（A3）等。

对全市新农合 GIS 的系统安全保证主要采取以下具体措施：

（1）通过"加密狗"完成 SuperMap GIS 安全认证。加密狗是外形酷似 U 盘的一种硬件加密锁，后来发展成为一个软件保护的通俗行业名词，是一种插在计算机并行口上的软硬件结合的加密产品（新型加密狗也有 USB 接口的）。加密狗是为软件开发商提供的一种智能型的软件保护工具，它包含一个安装在计算机并行口或 USB 口上的硬件，及一套适用于各种语言的接口软件和工具软件。加密狗基于硬件保护技术，通过在软件执行过程中和加密狗交换数据来实现加密的。其目的是通过对软件与数据的保护防止知识产权被非法使用。

（2）GIS 瓦片数据通过各种文件格式转换及加密，防止数据泄露。

（3）新农合平台通过用户权限设置，控制系统的安全性。

全市新农合 GIS 系统致力于建立数字化地理信息与新型合作医疗应用系统一体化集成的共享平台，利用 SOA 技术和服务式 GIS 提供数据和功能一体化的服务，实现数据与软件的集约化。基于平台扩展地理信息应用，将地理信息融入合作医疗应用中。在创建平台服务构架、构建地理信息空间信息服务总线基础上，提供多层次、多级别、二三维联动的地理空间信息服务，沟通各医疗机构业务部门，有效地把 GIS 地理信息空间信息服务与各个乡镇的卫生服务机构和区市卫生局的合作医疗业务信息整合在一起，实现整个新型农村合作医疗管理体系。

参考文献

［1］ Armbrust M. Armando Fox, Rean Griffith, et al. Above the Clouds: A Berkeley View of Cloud Computing ［R］. Berkeley: Electrical Engineering and Computer Sciences University of California, 2009.

［2］ Elisabeth Stahl, Lydia Duijvestijn, Avin Fernandes, et al. Performance Implications of Cloud Computing ［R］. IBM Redpaper, 2012.

［3］ Eng, T. R. *The E – Health Landscape: A Terrain Map of Emerging Information and Communication Technologies in Health and Health Care* ［M］. Princeton, N. J. : The Robert Wood Johnson Foundation, 2001.

［4］ IANG X. Q. , DAI J. , SONG J.. Architecture Design of Web GIS based on MVC pattern ［J］. *Journal of Chongqing University of Posts and Telecommunications (Natural Science Edition)*, 2010, 22 (3) .

［5］ IBM. Conversations for a Smarter Planet ［R］. 2009.

［6］ I – Japan Strategy 2015 ［R］. 2009.

［7］ Internet of Things – An Action Plan for European ［R］. 2009.

［8］ ITU Internet Reports 2005: The Internet of Things ［R］. International Telecommunication Union, 2005.

［9］ Mell P. , Grance T.. The NIST Definition of Cloud Computing ［J］. *Communications of the ACM*, 2010, 53 (6) .

［10］ Murdoch T. B. , Detsky A. S.. The Inevitable Application of Big Data to Health Care ［J］. *Jama the Journal of the American Medical Association*, 2013, 309 (13) .

［11］ National E-Health Strategy Toolkit ［R］. WHO, 2012.

［12］ Office of the National Coordinator for Health Information Technology. Nationwide Privacy and Security Framework For Electronic Exchange of Individually Identifiable Health Information ［Z］. 2008 – 12 – 15.

［13］ Security Guidance for Critical Areas of Focus in Cloud Computing V2. 1 ［R］. Cloud Security Alliance, 2009.

［14］ Vaquero L. M. , Rodero – Merino L. , Caceres J. , et al. A Break in the Clouds: Towards a Cloud Definition ［J］. *Acm Sigcomm Computer Communication Review*, 2009, 39 (1) .

［15］白廷军，水黎明，孙灵英等．GIS 在突发公共卫生事件应急处理中的应用［J］．海峡预防医学杂志，2007（2）．

［16］蔡佳慧，张涛，宗文红．医疗大数据面临的挑战及思考［J］．中国卫生信息管理杂志，2013（4）．

［17］陈功，范晓激，蒋萌．数据挖掘与医学数据资源开发利用［J］．北京生物医学工程，2010，29（3）．

［18］陈敏亚，满祎．应用无线技术实现移动医疗［J］．中国医疗设备，2009，24（2）．

［19］陈先波，金盾，金新政．区域卫生信息化建设探究［J］．中国卫生质量管理，2011（3）．

［20］陈远均．区县级区域卫生信息平台的设计与实现［D］．电子科技大学硕士学位论文，2011．

［21］陈云忠，曹定舟，许源．浅析基于云计算的区域卫生信息系统的构建［J］．中国医疗设备，2011（9）．

［22］杜娟，关泽群．GIS 在流行病学研究中的应用［J］．现代预防医学，2007（19）．

［23］范戎．基于信息化总体架构的区域卫生信息化建设探索［J］．医学信息学杂志，2015（7）．

［24］方媛，林德南．智慧医疗研究综述［J］．新经济，2014（19）．

［25］冯昌琪，甘华平，陈文等．基层卫生信息化建设思考［J］．中国卫生信息管理杂志，2014（2）．

［26］冯东雷．区域卫生信息化这些年［J］．中国信息界（e 医疗），2013（10）．

［27］冯东雷．全国区域卫生信息化发展过程与趋势［J］．中国信息界（e 医疗），2014（3）．

［28］付媛媛．电子健康档案建设研究［D］．安徽大学硕士学位论文，2014．

［29］高汉松，肖凌，许德玮等．基于云计算的医疗大数据挖掘平台［J］．医学信息学杂志，2013（5）．

［30］高泽发，徐春华，刘红等．区域卫生信息化平台建设之管见［J］．医学信息学杂志，2014（7）．

［31］高志民．基于业务流程的信息安全风险度量方法研究［D］．北京交通大学博士学位论文，2012．

［32］韩志琰，甄天民，谷景亮等．基于"3521"工程的区域卫生信息化建设总体设计框架［J］．中华医学图书情报杂志，2014（3）．

［33］何建权，戴伟辉．基于区域医疗平台实现面向个人的移动医疗信息服务［J］．中国数字医学，2013（10）．

［34］何文娜．大数据时代基于物联网和云计算的地质信息化研究［D］．吉林大学博士学位论文，2013.

［35］黄兰秋．基于云计算的企业竞争情报服务模式研究［D］．天津：南开大学博士学位论文，2012.

［36］黄如欣．区域卫生信息化建设实践［M］．北京：人民卫生出版社，2009.

［37］黄薇．基于利益相关者分析的我国电子健康档案发展策略研究［D］．北京协和医学院硕士学位论文，2011.

［38］姜姣娇，赵涛，张晨曦．基于移动技术与网络技术融合的医疗信息系统［J］．天津大学学报（社会科学版），2012（3）．

［39］凯西，施瓦尔贝．IT 项目管理［M］．北京：机械工业出版社，2002.

［40］李包罗，李皆欢．中国区域医疗卫生信息化和云计算［J］．中国数字医学，2011，6（5）．

［41］李建功，唐雄燕．智慧医疗应用技术特点及发展趋势［J］．医学信息学杂志，2013（6）．

［42］李娟．医疗卫生信息化综合大数据平台关键技术探究［J］．金陵科技学院学报，2014（4）．

［43］李兰娟，沈剑锋．区域卫生信息平台建设与利用［M］．上海：科学出版社，2012.

［44］李燕博．全员人口个案信息分析系统的设计与实现［D］．西安电子科技大学硕士学位论文，2010.

［45］李长平，崔壮，马骏．卫生信息化系统在医疗保障制度建设中的重要作用［J］．中国卫生事业管理，2010（2）．

［46］林之喆，周志衡，张冬莹等．移动互联网环境下的社区卫生服务信息系统设计与实现［J］．医学信息学杂志，2015，36（3）．

［47］刘剑锋，李晴辉，李刚荣．基于健康档案的处方数字签名设计与实现［J］．中国数字医学，2010（9）．

［48］刘剑锋，李刚荣．区域化电子健康档案安全交换的建设策略［J］．重庆医学，2009（13）．

［49］刘晓亮，王坤，马军．大数据时代的卫生信息化建设思考［J］．中国卫生信息管理杂志，2014（1）．

［50］刘颖．医疗行业大数据分析的应用初探［J］．中国卫生信息管理杂志，2014（6）．

［51］罗军舟，吴文甲，杨明．移动互联网：终端、网络与服务［J］．计算机学报，2011（34）．

［52］罗维，于中华．互联网技术对公共卫生信息平台的影响分析［J］．四

川省卫生管理干部学院学报，2008（2）．

[53] 罗雪琼，陈国忠，饶从志等．论云计算及其在医疗卫生信息化中的应用 [J]．现代医院，2012（11）．

[54] 吕海燕，车晓伟，吕红等．区域卫生信息平台研究与实现 [J]．自动化技术与应用，2011（6）．

[55] 马家奇．医改信息化公共卫生信息系统建设与应用 [J]．中国卫生信息管理杂志，2011（3）．

[56] 马鸣，童振．云计算模式区域医疗卫生信息化平台建设探索 [J]．医学信息学杂志，2013（1）．

[57] 孟群主编．卫生信息化案例设计与研究 [M]．北京：人民卫生出版社，2014．

[58] 孟群主编．卫生信息资源规划 [M]．北京：人民卫生出版社，2014．

[59] 牟岚，金新政．远程医疗发展现状综述 [J]．卫生软科学，2012（6）．

[60] 全宇，剑非，郭启勇．构建区域协同医疗平台的探讨 [J]．中国医院管理，2009，29（6）．

[61] 任建萍，郭清，顾亚明．从美国的卫生应急机制谈我国公共卫生信息系统的建设 [J]．卫生软科学，2005（6）．

[62] 沈剑峰，张中华，汪崴等．浙江省电子健康档案建设的状况和展望 [J]．中国卫生信息管理杂志，2012（3）．

[63] 宋青山，钟军，刘东亮．移动医疗在医院信息化建设中的探讨 [J]．中外医疗，2013（13）．

[64] 宋伟，顾志良，景凡伟等．地理信息系统（GIS）在医疗和公共卫生领域的应用 [J]．解放军医院管理杂志，2010（10）．

[65] 苏兴鲁．远程医疗会诊系统的分析与应用 [J]．电子技术与软件工程，2015（11）．

[66] 孙卫．区域卫生信息化建设的挑战与机遇 [J]．中国信息界（e医疗），2014（3）．

[67] 谭建伟，李冰，杨天才．医院药品信息管理系统的开发和应用 [J]．中国药房，2007（16）．

[68] 陶雪娇，胡晓峰，刘洋．大数据研究综述 [J]．系统仿真学报，2013，25（Z）．

[69] 万美．大数据时代的公共卫生信息安全 [J]．医学信息学杂志，2014（12）．

[70] 王鹏．走进云计算 [M]．北京：人民邮电出版社，2009．

[71] 王青．物联网在医学领域的应用 [J]．医学信息（上旬刊），2011（4）．

[72] 王潇，张爱迪，严谨．大数据在医疗卫生中的应用前景 [J]．中国全

科医学，2015（1）．

［73］王鑫，李亚，王鹏等．云计算在区域卫生信息化建设中的重要意义及应用［J］．社区医学杂志，2013（15）．

［74］王佐卿，王树山，邱洪斌等．新医改模式下区域卫生信息化建设的探讨［J］．中国医院管理，2010，30（11）．

［75］温海燕，穆卫农，胡华等．区域卫生信息化环境下信息安全策略与实践［J］．中国卫生信息管理杂志，2013（2）．

［76］谢桦，蔡轶明，陈春妍等．上海市卫生系统物联网应用发展研究［J］．中国卫生资源，2010，13（5）．

［77］谢莉琴，代涛，胡红濮等．区域卫生信息化环境下信息安全与隐私保护策略研究［J］．中国数字医学，2011（10）．

［78］徐春华．物联网背景下医疗卫生信息化产业发展［J］．中国信息界（e 医疗），2010（3）．

［79］许培海，沈雷．人口健康信息化网络信任体系建设分析及展望［J］．中国数字医学，2015（4）．

［80］闫婧，黄国伟，张竞超．社区卫生服务信息系统建设的主要问题和对策探讨［J］．中国全科医学，2011（34）．

［81］颜延，秦兴彬，樊建平等．医疗健康大数据研究综述［J］．科研信息化技术与应用，2014，5（6）：3~16．

［82］杨子仪，常青，邱桂苹等．基于智慧医疗服务平台的移动健康系统应用探讨［J］．科技资讯，2014（8）．

［83］英特尔（中国）有限公司．区域卫生信息平台白皮书［R］．北京：英特尔（中国）有限公司，2009．

［84］尤迪秋．关于城市/区域信息化总体规划的研究［D］．同济大学硕士学位论文，2006．

［85］张浩．武汉市计划生育管理信息系统的实现与优化［D］．华中科技大学硕士学位论文，2004．

［86］张秋余，袁古亭，张冬冬等．基于分布式软件总线的软构件开发技术的研究［J］．兰州理工大学学报，2005，31（1）．

［87］张帅毅，徐京华．基于 GIS 的区域医疗卫生状况分析与评价［J］．测绘通报，2011（3）．

［88］张伟娜，吴美娟，王修来．移动远程医疗系统的设计与应用［J］．中国数字医学，2012，7（5）．

［89］张振，周毅，杜守洪等．医疗大数据及其面临的机遇与挑战［J］．医学信息学杂志，2014（6）．

［90］赵飞，杨慧清，何祺等．浅论物联网技术在卫生信息化中的应

用［J］．中国卫生信息管理杂志，2011（3）．

［91］赵金．GIS（地理信息系统）基于EHR（电子健康档案）在公共卫生中的应用［J］．医学信息（上旬刊），2010（11）．

［92］中国传媒大学互联网医疗中国会．2015年中国互联网医疗发展报告，2015．

［93］周光华，辛英，张雅洁等．医疗卫生领域大数据应用探讨［J］．中国卫生信息管理杂志，2013（4）．

［94］周路菡．医疗物联网发展五大难题［J］．新经济导刊，2014（9）．

［95］周迎，曾凡，黄昊．浅谈云计算在医疗卫生信息化建设中的应用前景［J］．中国医学教育技术，2010，24（4）．

［96］朱明明．区域卫生信息化需求分析研究［J］．科教导刊（上旬刊），2013（4）．

［97］宗文红，张涛，蔡佳慧等．基于区域卫生信息平台的探索与实践［J］．中国卫生信息管理杂志，2012（4）．

［98］宗文红，周洲，刘月星等．我国"十二五"区域人口健康信息化建设现况及思考［J］．中国卫生信息管理杂志，2015（2）．